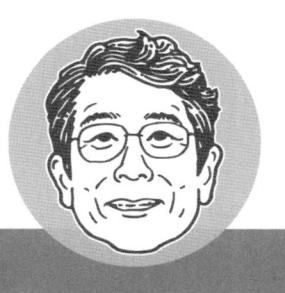

手のひら先生の
高麗手指鍼療法

こう らい しゅ し しん

長谷川和正

Hasegawa Kazumasa

風詠社

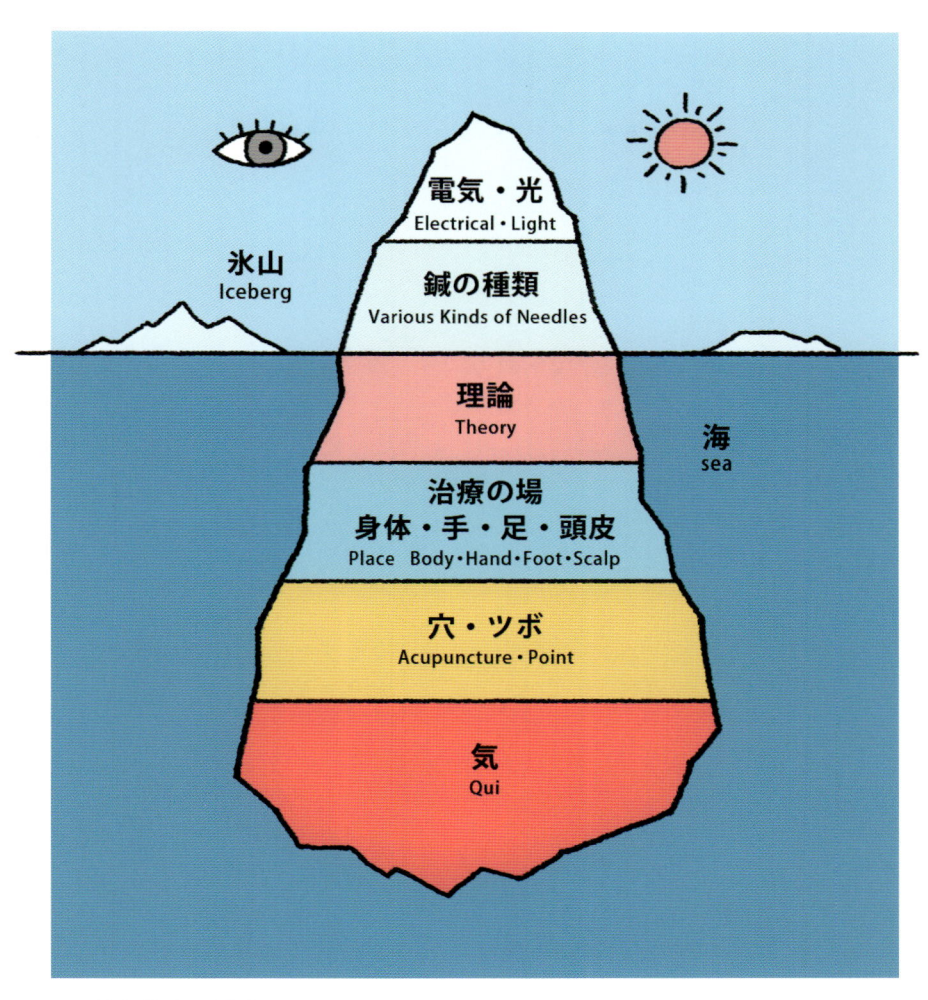

■ 鍼灸治療の構造

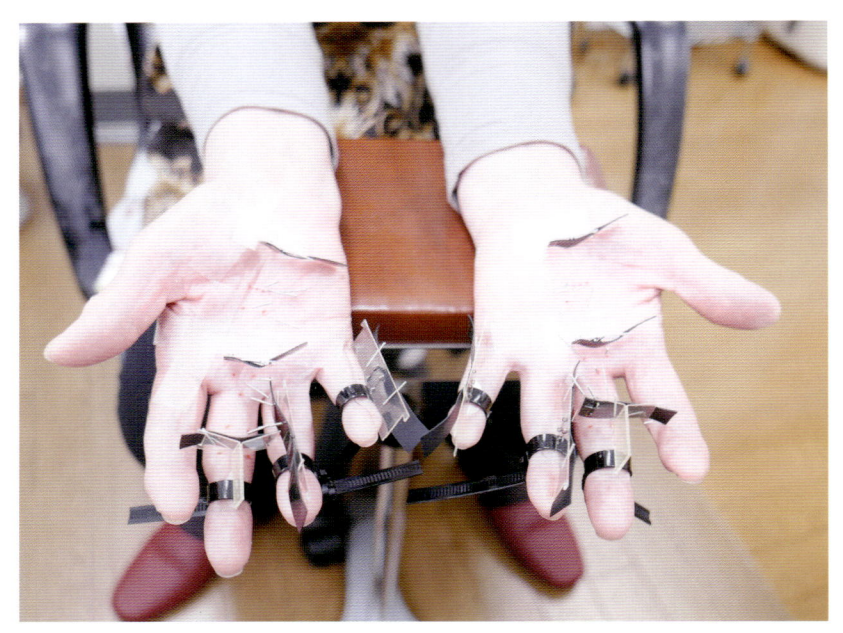

■ ニードルキーパー（装着時）

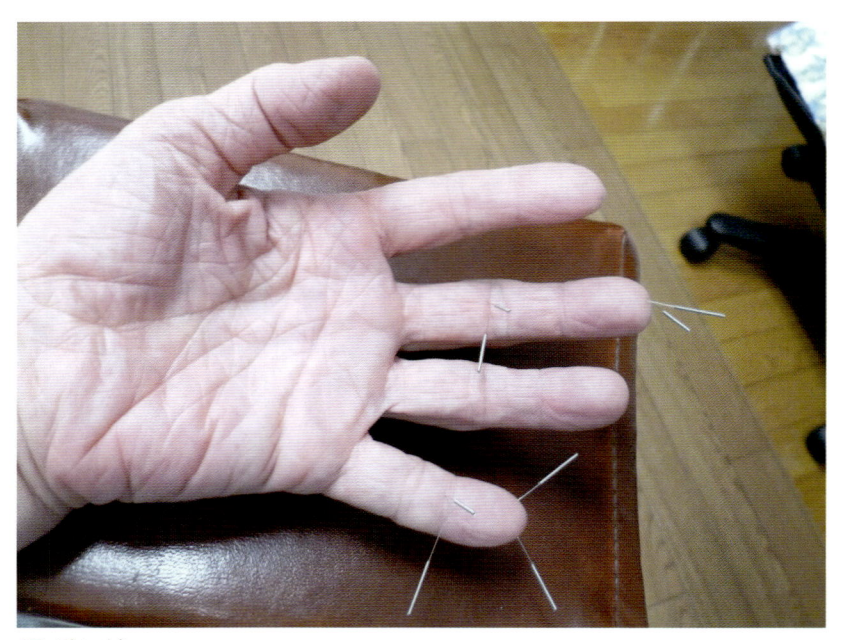

■ 手に鍼

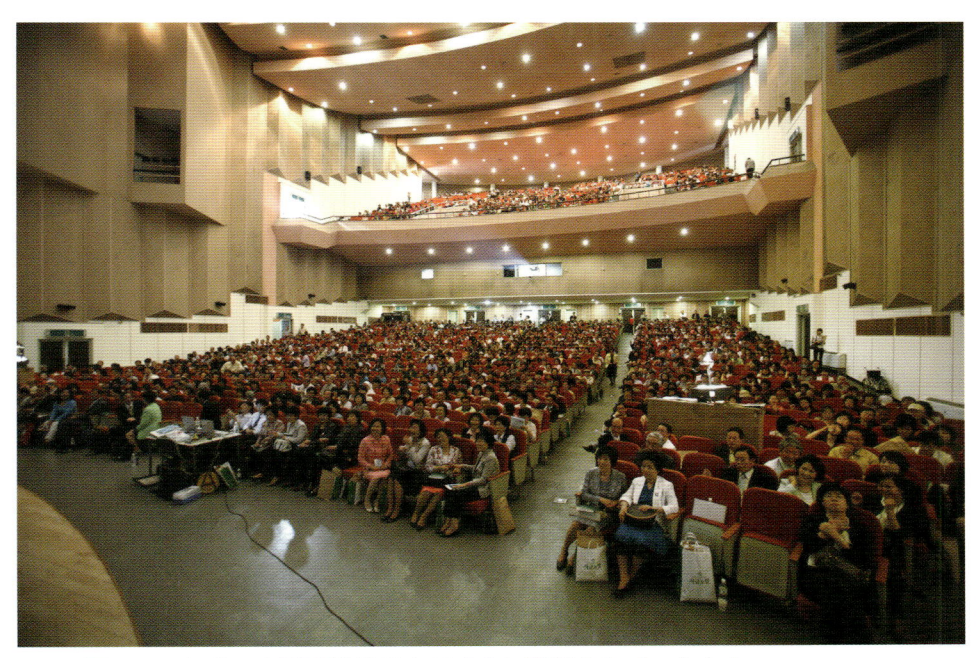

■ 2010 年代の高麗手指鍼学会が盛大に開催されていた大会

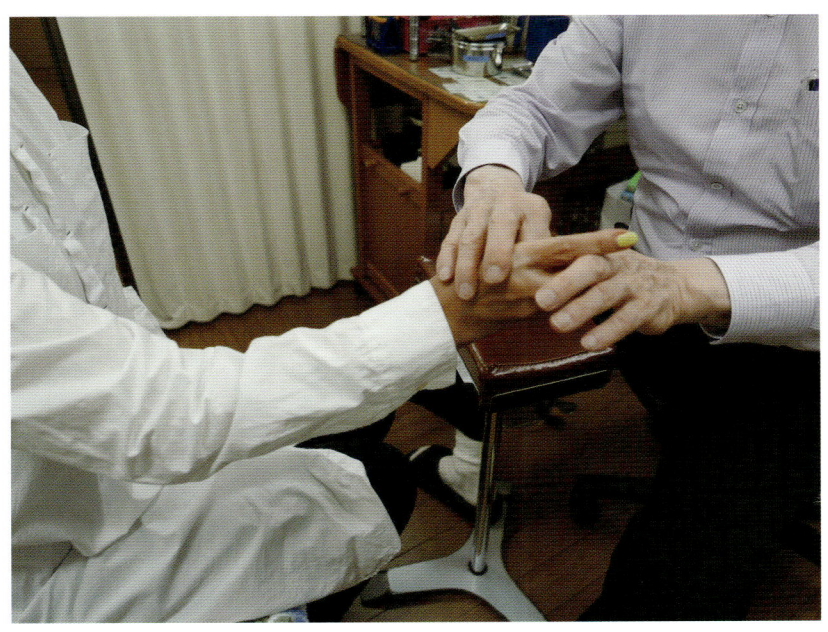

■ オーリングテストの様子

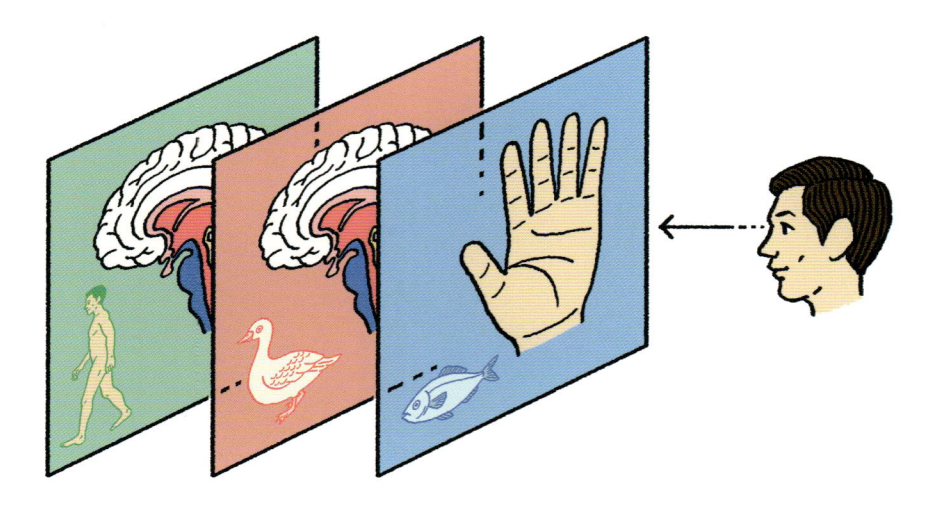

■ 脳像の比較図

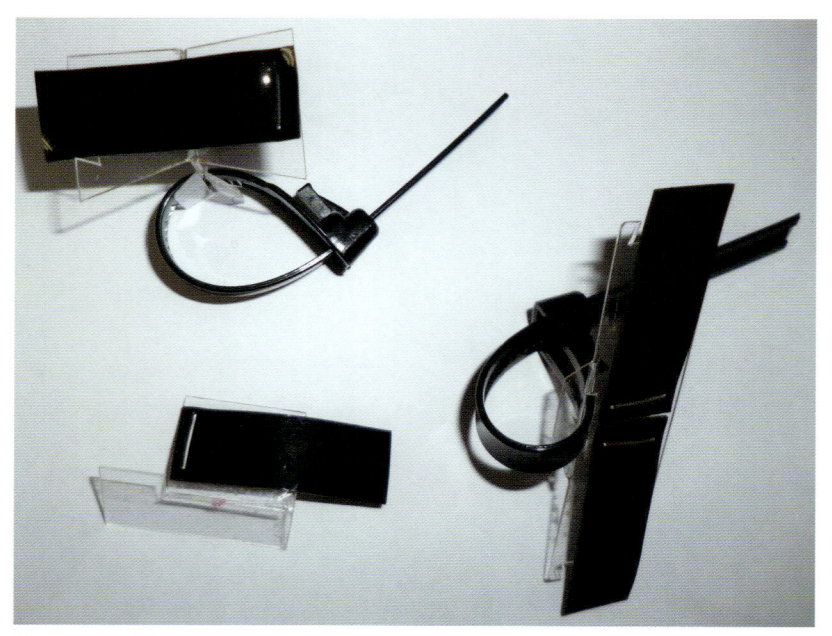

■ ニードルキーパー

目　次

はじめに

「鍼治療でリウマチが治った、癌が良くなった」と聞いたら、そんなことがあるだろうか？　そんなはずはない嘘だろう？と思われるでしょうね。

　今や世界中に普及し始めた鍼灸治療ですが、日本でも世界でも鍼治療は、鎮痛やスポーツ障害・腰痛・肩こり限定の治療と考えられています。

　中国大陸で誕生したと言われる鍼治療は、「黄帝内経素問霊枢・全十八巻」（コウテイダイキョウ・ソモンレイスウ）をバイブルとして今日まで来ました。紀元前256年頃の中国春秋戦国時代、まさに漫画「キングダム」の時代に書かれたものを、ひたすら守って二千年の時間を乗り越えて来た東洋の医療なのです。

「手のひら先生」こと私は、およそ50年前に韓国で発明された高麗手指鍼（コウライ・シュシシン）に、無限の可能性をいだき研究を進めてきました。今までの鍼治療とは全く理論も効果も違うということで「手のひら先生」を商標登録し、手のひら先生スタイルの高麗手指鍼治療として完成いたしました。

　二千年以上前に書かれた「黄帝内経」にはすでに免疫の概念は有りました。しかし、それをどのように活かせるのか、免疫理論と免疫を調整する理論と方法は不十分でした。経絡調整をすれば、その後は「自然治癒力」という便利なブラックボックスのような言葉で言い表してきました。

　さらに、今一つこれは西洋医学でも欠けていたのが、脳に対する認識とその働きを調整する方法でした。脳はまだ研究が始まったばかりと言える段階で、働きを修正調整する方法はまだまだ謎と言えます。

「手のひら先生の高麗手指鍼療法」では、この小さな手のひらの中で、免疫の調整も脳の調整も可能になることを発見いたしました。

紀元前中国大陸にいた東洋医学の研究者たちが思い描いていたが達成できなかった、鍼による内科学の完成が近くなったのではないかと考えています。

　例えば、リウマチという疾患は今でも難病で、治す方法はありません。

　リウマチは西洋では関節炎（Arthritis）と言われてきましたし、中国では骨痺として骨の病気として認識されてきました。

　リウマチが免疫システムの異常から起こると分かってから、まだ半世紀も経たないのです。なおかつその原因になるリンパ球を発見したのは、新潟大学大学院教授で、「爪もみ法」を提唱されて有名だった故・安保徹さんでした。

　西洋医学では抗リウマチ薬や生物製剤が処方されます。これらは免疫を調整することができないので、異常になっている免疫を抑制するか、停止させるものです。抗リウマチ薬は効果が弱く病状は進行しがちです、そこに近年現れた新薬生物製剤は、副作用が出ない患者には劇的に症状を緩和します。

　生物製剤は、当初牛の骨髄から作られたため狂牛病の危険性も叫ばれていましたが、痛みや骨びらんが劇的に治ることもあり、リウマチ特効薬としてここ10年ほどの間に急激に普及してきました。

　しかし、当初から強い副作用で使用を断念する患者さんもいました。副作用は全身におよび、様々な臓器が侵されることが報告されていました。さらに医師の中からも、副作用がなくて処方されてきた患者さんでも、多くの臓器に障害が現れると、その危険性を危惧する報告が出てきました。

　人間は何億年もかけて免疫システムを備えて来ました。しかし外から侵入する細菌やウィルスを防御する免疫システムでは、癌化した自らの細胞は敵として認識出来ません。そこで仲間か敵か確実に識別できる免疫装置を、進化とともに長い期間をかけて、高度のシステムとして備えてきました。

さて、手のひら先生の高麗手指鍼療法のリウマチの症例をお見せいた
しましょう。

　50歳のA子さんです。当院に来られる前には、専門病院に通ってい
ました。改善しなかったので、併せて鍼灸院にも通いました。しかし症
状が改善せず進行してきたのでした。

　そこで思い切って地域の基幹病院の膠原病科に切り替えました。と同
時に当院の治療も併用し始めました。

　最初は手首、足首と首に痛みがありました。薬はアザルファジン、メ
トトレキサート。それに生物製剤エンブレルの注射を10日に1回処方
されていました。

　当院に来られる前の検査数値は、リウマチ因子は82と高く（基準値
は15以下）炎症を表すCRPは0.87（基準値は0.15以下）血液沈降速
度は30分で5（基準値7以下）、60分で32（基準値は15以下）、120分
で70（基準値70以下）でした。

　鍼治療を5、6回行ったところでの血液検査は、リウマチ因子の数値
はまだ検査中でした。CRPは1.21（基準値0.3以下）でした。

　鍼治療20回終了後の検査数値です。

　CRPが0.33（基準値・0.3以下）血液沈降速度の数値は検査中であり
ません。

　鍼治療27回終了後の検査数値です。

　CRPが0.09（基準値0.3以下）血液沈降速度、30分で1（基準値・7
以下）、60分で6（基準値・15以下）120分は検査中でした。

　そして、約8ヶ月後、治療66回終了後の検査数値です。

　リウマチ因子は6（基準値15以下）、CRPは0.1でした。

　基幹病院ではリウマチ患者の中でお一人だけ元気だったので、「ここ
はあなたのような元気な方が来るところではないので」と、転院するよ
うに言われてしまいました。現在は地元のリウマチ専門医に通っていま
す。

治療をはじめてから 10 回前後で痛みがなくなり、1 週間の家族旅行に行ってきたとを事後報告されて、私も驚きました。

　治療は 60 回以上かかりましたが、リウマチを判定する血液因子は全て消えました。

　現在の最大の難問は生物製剤からの脱却です。注射なので素人が調整するのは困難があります。これから脱却するのには少々時間がかかるかも知れません。

　抗リウマチ薬は治療回数にして 10 回目ぐらいから、オーリングテストによって適量を診断し、時間をかけて減らしていました。現在はほとんど服用していません。

　如何でしたか？　リウマチは死に至る病でも難病でもありませんが、免疫疾患なら備わっている免疫システムを調整すれば、リウマチの症状も消えていくのです。

　その調整ができるのは現在のところ、手のひら先生スタイルの高麗手指鍼治療法のみです。

　それをこれからお話いたしましょう。

鍼灸の歴史のおさらい

　鍼灸の歴史に詳しい方は読み飛ばしてください。

　鍼灸治療が発明されたのは中国と言われています。そのバイブルに位置しているものが、前述の原典「黄帝内経素問霊枢経」十八巻です。最古のものは紀元前256年の春秋戦国時代と言われています。

　しかし、学校の歴史の授業で習ったはずですが、あの天下の美女楊貴妃を娶った、玄宗皇帝が国中の本を焼き尽くせと命令した「焚書坑儒」によって、この「黄帝内経素問霊枢経」も焼失したと言われていました。それを復元できたのは台湾故宮博物館所蔵の書物と、日本の仁和寺所蔵の太素と呼ばれるものから、原典はこれに近いものだろうと復元されました。

　これが東洋医学の根本であり、すべてがここから始まっているのです。そこに書かれている原理原則はすべて「気」の働きで解説されているため、未だ東洋医学が難解で理解出来ないとされる原因がここにあります。

　右の写真は江戸時代に版木で出版された「類経図翼」です。（長谷川和正氏、蔵書）

　日本に鍼治療が伝えられたのが仏教とともに伝来しました。（538年と習いましたが、いまの歴史教科書では異なるようです）。しかし当時の鍼治療は今の形ではなく、鍼は砭石（へんせき）と呼ばれる、原始人が使っていた石の矢じりに

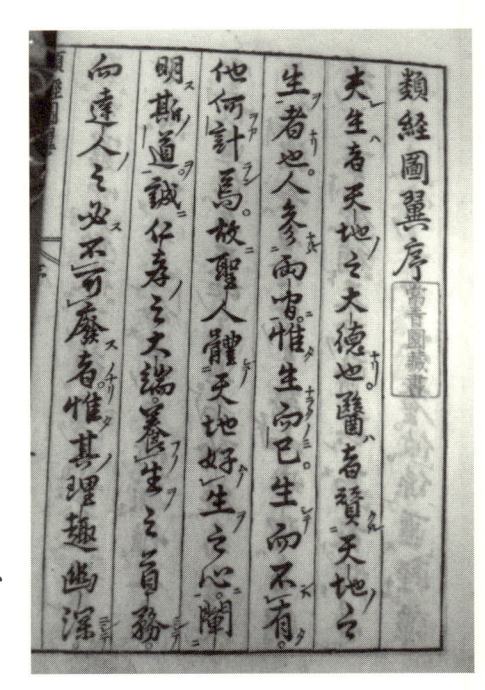

似たものと言われています。

　治療の中心は瀉血（しゃけつ）とお灸であったと言われています。貴族や天皇の治療であって庶民のものになるには、江戸時代まで待たなければなりませんでした。

　鍼灸が花咲いたと言われ、盛んに研究書が出版されたのも、江戸時代になってからと言われます。漢方薬も研究者があらわれ百花繚乱となり、東洋医学全盛時代になったのです。

　漢方薬処方も素問霊枢経から始まると言われていますが、漢方薬の原典神農本蔵経が発行されたのは紀元500年頃です。

　漢方薬は日本に伝わってきた時代に分けて古法・新法と呼ばれています。中国の流派が日本に伝わる時代でこのように呼ばれていますが、実は時代的には古法のほうが新しく新法のほうが新しいのです。

　東洋医学の中に漢方薬と鍼灸を含めますが、私は似て非なるものと考えます。中国では治療家研究者はその区別を厳格にしていなかったと考えます。鍼の専門治療家として、私は考え方や患者の病状の見方など得るものは大きいのですが、治療の根本については全く別物として考えています。

　経絡の考え方からして、端的に言えば漢方薬は面で捉え、鍼は線で捉えるとするので、両者が融合することはないはずです。

　ただ古代の治療家は両者を使い分けしていたはずで、どのように考え方を使い分けていたのかできれば知りたい思いなのです。

　私の考えはここから出発いたします。現実にも漢方医と鍼灸師とは別れているので、両者は別物であると見るのは自然なはずです。

明治から鍼灸漢方の暗黒時代

　江戸時代には鍼灸師は今のホームドクターのような存在だったそうです。（参考：東郷俊宏・酒井シヅ・小林健二「江戸の鍼灸と養生」医道の日本・第776号）

しかし、明治時代から東洋医学は暗黒の時代に入ります。東洋医学は内科のみで外科はありません。

　富国強兵を急いだ明治政府は、包帯を巻き怪我の手術を行う西洋の外科医が大量に必要でした。

　そこで目をつけたのが漢方医でした。当時1万7000名ほど漢方医は存在したようです。

　医師法を制定したあとかなり揉めたと歴史書には記載されています。しかし力ずくで西洋医に鞍替えさせ、やがて戦争に参加させていったのです。

　しかし、それでは医師が即社会的に尊敬される地位を得られるわけではないので、漢方医や鍼灸師の社会的地位を貶めるようにしてきたと考えられるのです。

　このことは名著『漢方医学復興の理論（竹山晋一郎著)』に詳しく書かれています。

　この後、書き著しますが、同書の中で西洋医学側が東洋医学を非難する中、彼が防波堤になって論戦を張っていることが分かります。最近では明治政府が富国強兵のもと漢方医を迫害した歴史は、数々の論文によって証明されています。

　その非難の根拠となっているところの数々を、私の研究も含めてそれらは論破できるものでした。東洋医学は決して劣っている医学ではなく、むしろ今の最先端科学が東洋医学に書かれていたことを解明しているのです。

　しかし第二次世界大戦後もその社会的な評価は続きました。私が30年前に入学をした時、まず父に大反対されました。さらに入学して分かったのですが、先生方も親兄弟親戚から大反対の中、進学し今日の地位を確立したと知りました。

　社会的評価が低い鍼灸師やあん摩・マッサージ・指圧師ですが、その中でも人々の中には鍼師、灸師。そしてあん摩師の順位があるようです。いまはそのような考えは少なくなったようですが、視覚障害者は「あん摩さん」と言われる職業に進むしかなかったのです。そこで言葉は悪い

のですが「盲がやるような仕事に目明きがつくのか」と言われたそうです。差別的な言葉ですが当時はそんな時代だったそうです。

　現在、内科に関して西洋医学は停滞し行き詰まっています。癌やリウマチなどの免疫疾患は、全くと言ってよいほど対策はありません。そこで東洋医学を補完させようと考えているのでしょうが、まだ突破口は見つかりません。

　医学の進歩は目覚ましいと言われます。ある有名人が癌になり手術をしたあと「なんでこんなに医学は進歩しているのに、癌を克服できないのだ！」と言ったことがありました。

　外科はめざましく進歩しています。さらに検査機器の発展は目を見張るものがあります。しかし内科に関してはそれほど進化していないのです。

　生理学、分子生物学などの進歩で検査機器も発展してきました。しかし免疫疾患の有効な手段もないし、脳疾患による後遺症の治療などは、再生医療として今始まったばかりです。

　第二次世界大戦後GHQによって鍼灸は禁止されそうになったことがありました。原始的で野蛮なものとして消滅の危機がありました。それが米軍高官の激しい痛みを劇的に改善したことで生き残ったと鍼灸の歴史に残っています。

　1950年代には、「経絡否定論」を唱える人達との間で、不毛な「経絡論争」と言うものがありました。それがヨーロッパの医師（当時鍼灸を行っていたのは医師のみでした）から「日本ではまだそんなこと言っているのか！」と一喝され収息したそうです。2年ほどの期間だったそうですが、これも東洋医学の基本を忘れた危機だったのです。

　私の経絡の考え方は後ほどにお話いたします。

　ここまで、ざっと日本鍼灸のおさらいをしてみました。ご存知の方も知らなかった方も、鍼灸にはこのような歴史が有ったのです。

現代の鍼灸・鍼灸の種類と課題

　日本の鍼灸技術は東洋医学の王道を進んでいるのでしょうか？

　いま世界中に鍼や針が普及し始めています。これは自国では生き残れない中国人鍼灸師が、世界中それこそブラジルの奥地でもロシアの北の大地にもいるせいでもあります。しかしそれは「黄帝内経」が思い描いていた医療の鍼ではなく、鎮痛効果を主にした中国の針治療です。

　東洋鍼灸専門学校創立者の柳谷素霊たちが始めた、経絡治療という身体の根本から治していく鍼治療法は、運動として広まっていきましたが完成には至らなかったというのが定説です。

　私が考えるのは、日本鍼灸の問題は一方では「黄帝内経」の文字研究に没頭してきたことであり、それが現代鍼灸に求められるニーズには応えられていないのです。二千年前の解剖は素晴らしいとは言え稚拙で、現代医療からは掛け離れているものです。それをいくら深く研究しても、そこから導き出せるものは多くありません。

　一方、鍼灸師という職業は医師のように全体として、社会から保護されている職業ではありません。昔から優れた技術を持っていても、それを公開することによって独自のノウハウが失われることをおそれ、鍼灸界は進歩と停滞を繰り返してきました。

　大局的に見ればそれでも腰痛、肩こり以上の治療は、二千年の歴史を誇る鍼灸治療ではそれ以上のことは望めませんでした。

　世界の鍼治療を見た時にやはり日本の東洋医学の鍼は、中国や韓国、欧米に比べても一段評価されるべきでしょう。他の治療法はツボに鍼を刺し刺激を与える方法です。鎮痛目的ならば問題はありませんが、それ以上のものは求めることができません。

　そのような背景の中で医師の中から、西洋医学の観点からの鍼治療が生まれて来ています。「気」というものを考えずに、解剖学・脳神経学・生理学からの鍼刺激です。

この中で注目すべきものとして、耳鍼の創始者、フランス人医師ポール・ノジエ博士です。さらに日本ではやっと注目され始めた山元敏勝博士発明の「山元式新頭針療法」（YNSA）があります。

そもそも鍼灸治療とはどのようなものでしょうか？　お分かりにならない方がほとんどでしょうね。次に私が学んできた鍼治療とは、このようなものだということをお話いたします。

鍼灸治療の構造

右の図は私が考えた鍼灸治療の構造です。一般の方は外側からしか見えていないので、いわば氷山のように海水表面から下のことは見ることも思い描くこともできません。

それを表したのが左上部の目です。

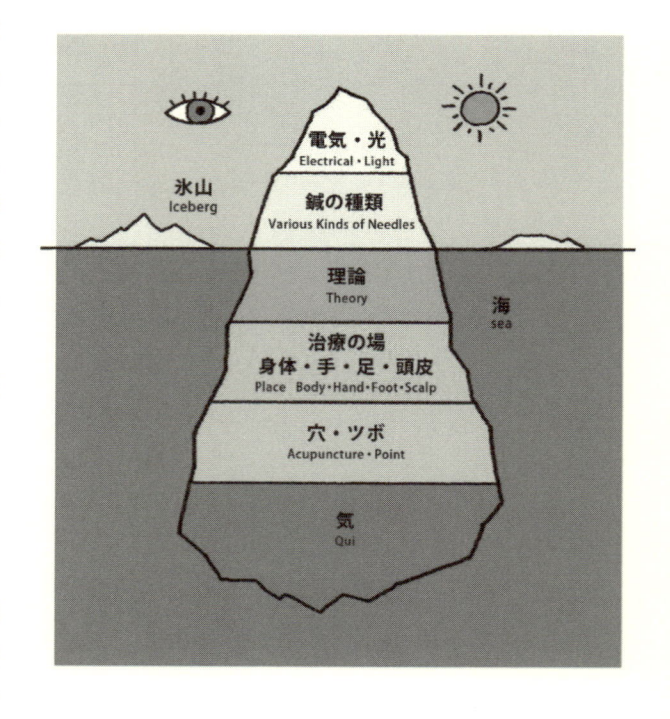

1. 電気・光

まず最上部の層から説明していきます。鍼灸師が患者さんに治療をしています。傍らであなたはそれを見ているとしましょう。見えるのはどのようなものでしょう？　例えば赤外線治療器で温めている機械ですか？　黒田製作所の光線治療器コウケントーでしょうか？

遠赤外線治療機など、最近では様々な電気器具で暖める方法が普及し

ています。患者さんの多くは身体に冷えを持っているので、まず温めることが行われます。

鍼に代わる治療器具として、レーザービームを利用することもあります。私も卓上レーザービーム治療器を使用することがあります。常時ではありませんが故新潟大学教授安保徹さんの「爪もみ法」を試すのに、瀉血より効果的で簡便なので使用します。

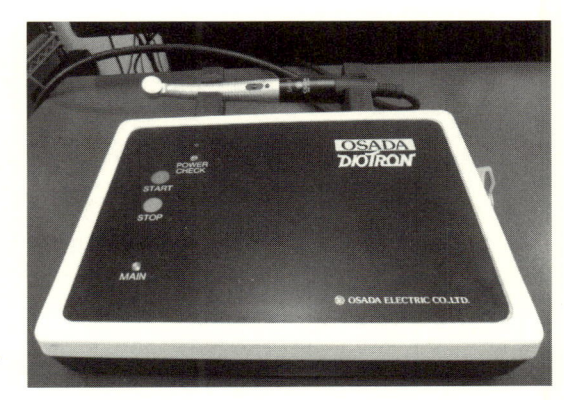

低周波治療器があります。私はニードルキーパーと呼んでいますが、経絡調整の補助に鍼に通電する目的で考案し特許を取得した器具があります。これによって免疫疾患には大きな効果を上げることができます。写真は手指にニードルキーパーを装着した写真です。

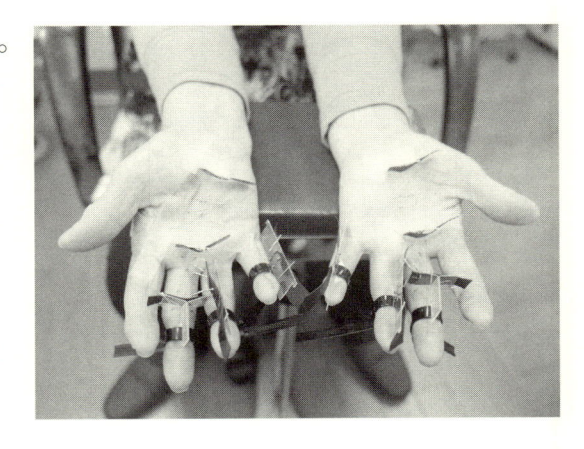

外から見える機械や器具は分かりやすいものですが、あくまでも鍼灸師の治療にとっては補助にしか過ぎません。

2. 鍼の種類

鍼には九鍼と呼ばれる様々な形の鍼があります。

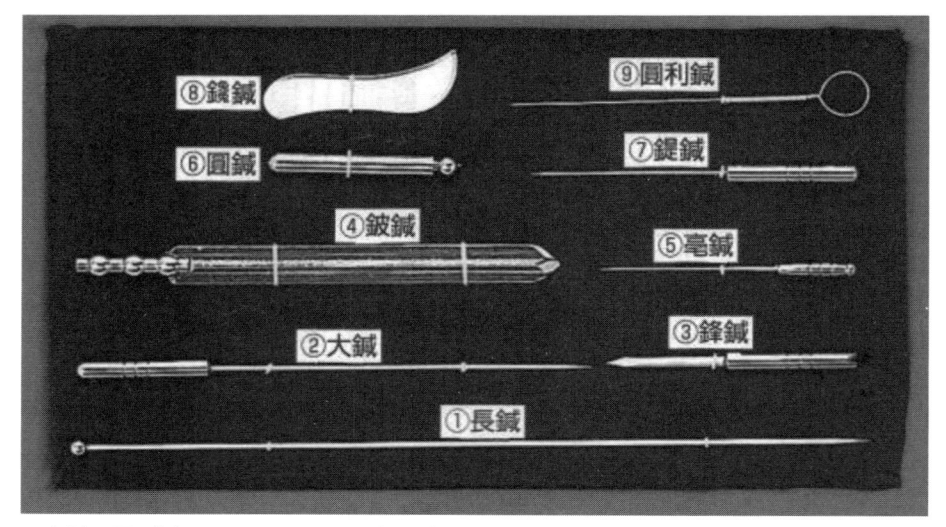

▲九鍼の図　㈱カナケン　カタログから）

　昔から様々な鍼の工夫が行われていました。太いものから細いもの、長いものから短いものまであります。刺さない鍼切り裂く鍼など、患者や症状に応じて使い分けられたものです。

　たとえば小児鍼があります。6歳にならないと経絡が出来上がらないので経絡治療が出来ません。そこで5歳以下には小児鍼という分野があります。小児鍼は鍉鍼（ていしん）と呼ばれる刺さない鍼で皮膚を擦ったり、鍼を丸めて丸くなった先を指先の腹で押さえ肌を撫でることで、治療を行います。

　皮膚は東洋医学では肺と関係し肺が司る器官と考えられています。古代の偉大な治療家はなぜ皮膚に注目して治療を施したのでしょうか。洞察力には驚くばかりです。

　なぜ5歳までは鍼治療が出来ないかと言うと、生まれたばかりの脳神経は例えて言えば、鬱蒼として向こう側は見透かせないほど、木々が生茂るジャングル状態になっています。

　知恵熱がでたり言葉を話し始めたりしてくると、無駄な枝や葉が枯れ落ちていくように、森の向こうは透けて見えるようになります。このと

きに経絡が出来上がるのでしょう。したがってそれ以前の状態では経絡調整で「気」を整えても効果が望めないので、小児鍼という分野が開拓されたのでしょう。

　鍼灸学生時代でした。40歳の私から見てもお爺ちゃん先生でした。ご自身も仰っていましたが、「東大の薬学部を卒業して何故か鍼灸学校の先生になっていたよ」そんな方でした。

　授業中にこんな話をされました。「子供が生まれたが心臓に穴が開いていた。そこで毎日鍼を丸めて背中から擦っていた。毎日やっていると赤ん坊も気持ちよさを覚えて、お腹が終わるとゴロンと寝返りを打って、今度は背中もやってくれと催促するようになるんだね。3年ほどして検査をするとその穴は塞がっていた。」

　私はこの話を聞いて「人間の能力にはそういうこともあるのかも知れないな」と聞き入っていました。ところが帰りの車中で同級生が「先生あんなこと言っちゃってまずいよなあ」と言っていました。彼は病院勤務でしたので、このような話には我慢がならなかったのでしょう。

　西洋医学という現代の科学側に立つものには、そこに先生が紹介したような事例が入る余地は全くなく、排除するしかないという思いだったのでしょう。

　身体には電気が流れています。それをとらえて心臓の動きは心電図になります。この電気は時には滞るところも出ます。金属の持つイオンに注目して銅や銀、金、チタンなどの鍼も考案されています。

　エイズや肝炎などの危険性が騒がれました。鍼灸界も滅菌消毒については厳格になっていました。

　10年以上前までは医療の世界から、「鍼からエイズが感染する」などの記事が専門誌に寄稿される事がありました。その後、研究者の実験で、鍼治療でエイズウイルスの感染は無いと報告されました。

　いまは患者さんからの危惧の声もあり、多くの鍼灸師は使い捨て鍼（ディスポーザブル）を使用するようになっています。

写真の最も下に写っているのがディスポーザブル鍼です。プラスチックの鍼管に入っています。プチッと剥がせば刺入できます。剥がして分離した状態がその上になります。

さらにその上の鍼は金の鍼です。これは江戸時代から続く「九代目神戸源蔵製」の手作り金鍼です。金鍼はオートクレーブの滅菌器で、処理すると1回で錆びてしまうので、個人専用鍼にしないと使うことは難しくなりました。金鍼と銀鍼のイオン差の効果で治療するなど、特徴ある技術が生き残るには難しい時代になっています。

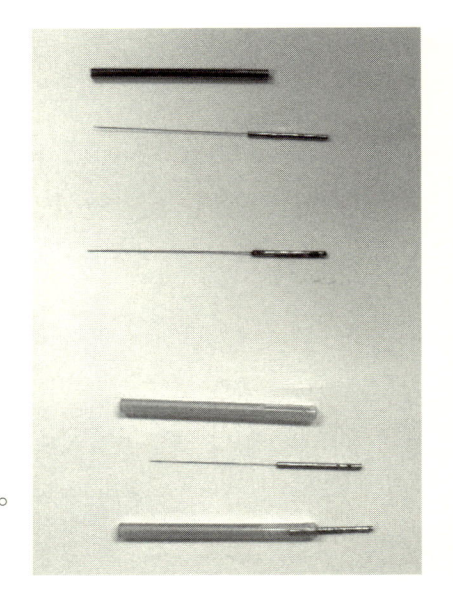

金鍼の上の鍼は機械作りですが日本製のステンレス鍼です。これはその上にある鍼管を使って刺入をします。江戸時代視覚障害者であった杉山和一が、努力の上に発明した、痛くなく鍼をさせる器具で、これは中国では使われていないそうです。彼はその後検校という最高の地位まで上り詰めたそうです。

写真の鍼は基本の寸法の鍼になります。寸三の3番という鍼です。もう使われなくなった寸という単位ですが、1寸は約3センチになりますので、寸三は約4センチの長さです。

では3番はどのくらいの太さかというと、髪の毛の太さと同じ0.2ミリになります。これを穴（ツボ）に刺すことになります。本で見ればツボは簡単に見つかりそうに見えます。

例えば、手にある有名な合谷（ごうこく）というツボがあります。

これは顔にできる諸症状に効果が高いツボです。昔は衛生状態が良くなかったせいで、顔にできる面疔というおできで毎年死者が出ていました。「草薙の灸」というお灸所が全国的に有名でした。静岡県の草薙に

有ったそうです。そこへ東京から訪れた患者の体験記を読んだことがあります。親指と薬指の間にある合谷に灸を据えてもらったそうです。

　庶民は、みな汽車も鈍行を利用していたので、車内で相当な時間待つうちに面疔の先が破れて膿が流れ出たそうです。そのくらい効果があったのが合谷のお灸でした。

　ところで4センチの長さで太さ0.2ミリの鍼を合谷に刺すわけですが、合谷の位置は柳谷素霊の本にはこう書かれています。

（部位）手背部、第1中手骨と第2中指骨の基底部の間にある。
（取穴）示指と母指とを開くと、第1、第2中指骨接合部の前縁に陥凹部ができるが、その陥中で示指寄りの動脈を触れるところにとる。

　こう書かれてあっても最初に鍼を刺す時は、それこそ太平洋に浮かぶ小舟を探すような気持ちでした。3年生になった時に学校でいちばん有名だった先生が「お前たちツボのとり方知らないのか」と言われて、一人ひとりツボを圧えてくれましたが、その痛かったこと！　昔気質の鍼灸師はひとつ一つツボを圧えて覚えていったと知りました。
　『素問霊枢』にはツボは少し凹んでいて微かに潤いがあるところと記されていましたが、結論としてツボはお弟子さんになって、先生からマンツーマンで習うそれが一番なのではないでしょうか。

　鍼灸師は治療家ですが中身は職人です。教えられて経験を積み10年経って一人前の職人です。身体だとツボから2センチ以内、手のひらだと2ミリ以内に刺さねば、鍼の効果は出せません。
　鍼灸師になるには思ったより難しいことがお分かりになりましたか？それとも簡単そうに見えますか？
　自分にあう鍼の種類を見つけるのも、また難しい問題だと思いますけれど……。

鍼灸理論

　理論がなければ鍼治療ではない。このように断言できます。西洋医学では試験管の中で再現できます。また薬なら被験者を分けて二重盲検法と呼ぶ実験ができます。

　鍼灸治療には実験という考えはありません。猿に鍼を刺してもそれは鍼灸治療ではありません。

　ツボ刺激の時は理論はいりません。神経を覚えそこを刺激するだけなので、鍼灸の理論は必要ないわけです。むろん、技術は必要です。

　しかし、病気疾患を治そうとすれば理論が必要です。なおかつ同じ病気の治療に同じ効果を出すには再現性が求められ、理論に基づいた治療法が求められます。それが経絡理論なのです。

　腰痛、肩こり等の鎮痛以上の治療、例えばリウマチや多くの内臓疾患を確実に治せなかった事が、経絡治療家たちが経絡の存在を強く主張出来なかった原因なのでしょう。

　東洋医学の鍼治療であるためには、「黄帝内経素問霊枢」を無視することはできません。そこに書かれていることはまさに「気の医療です」。

　そしてそこには経絡が描かれているのです。そこに描かれている経絡を如何にして証明するか、すべての治療家が共通感覚として、経絡を存在として信じられたなら、不毛な経絡論争はなかったはずです。

　経絡調整理論は中国でも日本でも完成しませんでした。ところが韓国ではおよそ 500 年前に完成していました。昔はお坊さんが医療の中心でした。韓国でも同じで舎岩というお坊さんが「舎岩五行鍼理論」を完成していたのです。

　お灸の世界では大正、昭和の時代にお二人の有名な先生がいました。お一人は澤田健という先生です。もうお一人は深谷伊三郎と仰って、人気落語家の立川志らく師匠のおじいさんです。

　このお二人はお灸の世界では大きな二つの山のようで、比べるのは失

礼かもしれませんが、文学界の二大巨星、漱石と鴎外の如くそびえているようです。

日本は韓国を併合していましたので、澤田健師は韓国に渡りました。その後彼は活躍を始めるのです。澤田健については代田文誌という治療家が見学記を著し『鍼灸真髄（医道の日本社刊)』にまとめています。

同書の中で特に有名なのが、リウマチに関するくだりです。「リュウマチ（ママ）について尋ねたとき先生は云った。『リュウマチなどと言う病気はない。小腸に熱を持ったのです。だから小腸愈（つぼの名前）へ灸するか鍼をすればよい。あんなものは楽な病気です。リュウマチは昔は鶴膝風とか痛風というたものです。リュウマチ（リウマチ）などと言うと如何にも立派に聞こえるが、流れると言う意味で、日本語に訳すとワカランということだそうです。まさかワカランなどという病名もつけられんので独逸語のままでリュウマチ（リウマチ）というのだそうです。』」

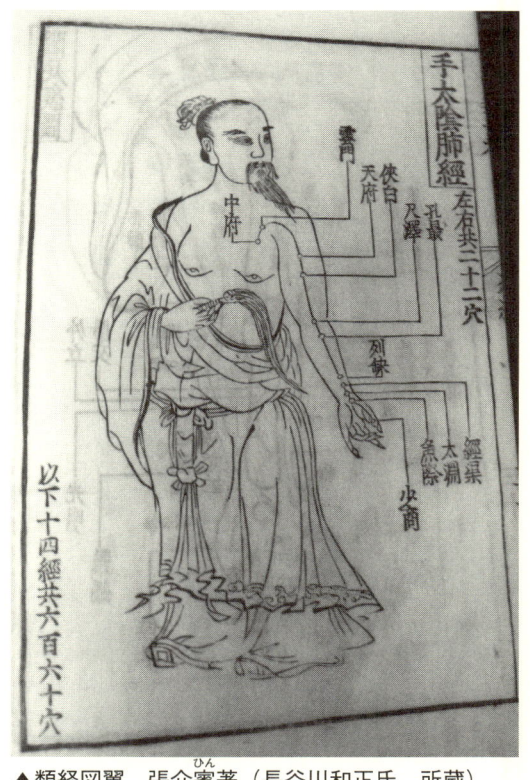

▲類経図翼　張介賓著（長谷川和正氏、所蔵）

確かに免疫の中枢は小腸にあると言われていて、リウマチには炎症が伴うので小腸の熱という見立ては、現代医学から考えれば十分納得は出来ます。ちなみに血液検査では、CRP という項目で表されます。

しかし、なぜ韓国を何年か放浪したと言われていた澤田健が、突然帰国してこのような理論のもとに、リウマチ患者を整体とお灸で治せてい

たのかは今もなお謎のままです。

　特に小腸へのお灸は、益なしの害をもたらしたのではないでしょうか。熱、すなわち火の性質に属する小腸という短絡した記述を見て、後年このツボにお灸を施し全く効果を感じなかった人の話は多く聞きました。

　記述が足りなかったのか敢えて書かなかったのか、それは永遠の謎ですが、小腸兪だけでリウマチが治った治せたという症例は、未だ見たことがありません。

　安保徹・新潟大学教授が分析解明されたリウマチの原因から考えれば、全く治療効果はなかったはずです。

　リウマチに関して鍼治療に効果は望めません。それが効果を出していた鍼灸師の治療法を見れば、鍼の他に必ずお灸を併用しているのです。お灸で肌を焼くことによってリンパ球の増殖効果で、何らかの影響があったと考えることは出来ます。

　深谷伊三郎先生の『お灸で病気を治した話』には、リウマチ患者の症例も掲載されています。そこには単体のツボではなく、お灸理論によって治療された話が載っています。しかしリウマチへの効果は前に述べたお灸の焼く効果によるものであり、免疫システムに直接働きかけるものではありませんでした。しかし決してお灸を貶しめるものではなく、それも東洋医学の中の治療なのです。

　少々脱線気味になりましたが、我が母校の創立者柳谷素霊も渡韓しています。なんと米屋を始めようと渡ったらしいと聞いた時は、少々驚きましたが韓国ではそういう話になっています。その彼も帰国した後に経絡治療を弟子の井上恵理と岡部素道の一番弟子と呼ばれていたお二人の先生に、経絡治療理論を研究させたと言われています。

　このような経緯があるらしいのですが、在学していた時に先生が「それは話せないんだよね」と言われたことがありました。曰くがありそうですが、邪推すれば占領国に有った鍼理論をそのまま移すことは支障があったのかも知れません。

　残念ながら日本では経絡理論は完成しなかったと言われています。私

はそれを突き詰めて考えたことはなかったので分かりませんが、ツボの捉え方・考え方様々あり難しいことだったのでしょう。

　中国ではどのように考えられていたのでしょう。中国の経絡治療は見たことがありません。後に解説いたしますが、中国では気功が盛んで、強い「気」のパワーを送り込むため、経絡の調整は必要なかったのでしょう。

　私が聞いた話でも「朱氏頭皮鍼」を著した朱氏が来日した時、友人の同僚が親戚だったので「あなたもできるのではないか」と聞いたら「あれは気のパワーを使うので出来ない。それに教えてはくれない」ということでした。

　また脳卒中に目覚ましい効果を発揮する「三鍼法」を考案された鍼灸師を招聘された方が、「あれは気を駆使するので簡単には真似る事はできない。」と仰っていました。

　今も昔も中国には「強い気のパワーの文化」があるので、「気」の調整の経絡理論は必要なかったのでしょう。

　しかし、我々は理論を求め続けなければなりません。
「舎岩五行鍼理論」を基本にその先の理論を求めることをいたしましょう。

治療の場について

　鍼をどこに刺すかではなく、どこを利用して病気治療するか？　これが最も重要なことです。

体鍼（身体全体を治療の場とするもの）
　手指鍼では「体鍼」と呼んで区別しています。
　中国から伝わってきた鍼は身体に刺すものです。伝統的な鍼は身体全体を治療の場にします。では、いつから治療の場として捉えられていたのでしょうか？

中国の考古学ではおよそ紀元前二千年前の夏国までは発掘されてきました。その前は馬王堆漢墓までで、副葬品の中から帛書と呼ばれる絹に書かれた、いわば医書が見つかりました。そこまで東洋医学が遡れることが解り、大騒ぎになりました。

　ところが1991年9月にアルプスの氷河の下から完璧なミイラが発見されました。名付けてアイスマンです。NHKで放送された番組で、アイスマンには入れ墨が施されていて、それが身体のツボと合致することから、ヨーロッパに五千年前に鍼治療が有ったのでは？と叫んでいた医師がいました。今はこの話は下火になっていますがどうなっているのでしょうか。

　井上靖の『楼蘭（新潮社）』にはこの国が描かれています。白人の国であり1980年4月から放映されていた「NHK特集　シルクロード」の第5回「楼蘭王国を掘る」（1980年8月4日放送）の中で、楼蘭美女のミイラが映されていました。

　紀元前後には神医と呼ばれる治療家が、歴史書に数々でてきます。彼らは死人をも甦らせる神がかりの手術を行っていました。その手術はギリシャを発祥とする外科技術であり、インド系のものではないそうです。（『中国医学の誕生』加納喜光著）。いまのイラン、トルコあたりから彼らはやって来たのです。

　彼らは好きで来たのではありません。王様や貴族豪族たち専門の治療家で、治療代はおそらく莫大な額だったでしょう。紀元前後に描かれているなら、その何年も前から彼らは来ていたと推定されます。楼蘭が白人それもイラン系なら、中国の境までは冒険ではなかったはずです。

　鍼灸を考えるとこのように夢と妄想が限りなく膨らんで楽しくありませんか。

　つまり、それほどの時間を掛けて、歴史の中を生き抜いてきたのがこの体鍼だったということです。

またここで押さえておきたいのは、彼ら神医は手術も行っていたので、鍼灸のみの治療家とは違います。鍼で奇跡を起こしたわけではないことです。

　ではなぜ二千年もの間連綿として生きながらえたのでしょうか？　それは次項で詳しく解説いたしましょう。

頭皮鍼

　頭全体を治療の場としているのが頭皮鍼です。日本で有名なのが『朱氏頭皮鍼』朱 明清 著と『山元式新頭針療法（YNSA)』山元敏勝 著です。

　脳については「黄帝内経」でもその働きは謎でした。したがって厳密に言えば両者とも東洋医学の原典からは外れます。

　朱氏頭皮鍼は中国には様々な頭皮鍼があって、それをまとめて刊行したと書かれています。前に書きましたが「気」のパワーが無いとなかなか実行できないものらしいです。

　YNSA と海外で呼ばれている山元式新頭針療法は、山元敏勝博士が1970 年に発表されたところから始まりました。しかし日本ではなかなか知られていませんでした。日本では医師の考えた鍼は鍼灸師はやらない、鍼灸師の鍼を医師は行わない変なプライドがあります。

　早くから世界で広まっていたのですが、ここ何年かで鍼灸師も注目し始めた鍼治療です。中国でも山元式新頭針療法として認知されているのは、真似が出来ない日本オリジナルなものとされているのです。

　ただ博士も仰っているように「これは鍼灸師の方の鍼とは違います」すなわち「気」の世界が入り込む余地はありません。経絡調整も「気」の流れも関係ない、鍼による物理的な刺激で脳神経を刺戟する治療です。そこが今世界で広がり続けている理由でしょう。

　前述のように、山元式新頭針療法が偶然の産物から生まれたものでも、朱氏頭皮鍼とは治療の場が同じなのに得られる結果が異なるのは不思議に思えます。

　脳については東洋医学では謎の臓器であり、西洋医学の解剖学や生理

学、分子生物学、MRI などの検査機器の発達によって、近年やっと解明が始まったばかりなのです。治療に関しては東西医学どちらもそれほど大差ないと考えます。

耳鍼

　耳鍼は私の知識ではフランス人医師、ポール・ノジェ博士によって発明されたものです。中国は後追いで博士の耳鍼の図を参考にして研究を進めていました。

　医師が考えた鍼なのと耳には経絡は無いので、耳鍼は物理刺激による鍼治療です。彼が優れていたのは、位相（フェーズ）の発見でした。博士の本ではだい 5、第 6 相までは発見済とのことです。

　解剖学からの見地でのツボの分布には内胚葉、中胚葉、外胚葉、のような分類があります。脳のツボもあり、東洋医学の鍼治療にはなかった脳への刺激調整が可能になりました。

　この位相の考え方は、手のひら先生の高麗手指鍼に、大変参考になりましたが、位相とはなにかという疑問？が起こりました。

　これは語られていないか、または説明が出来なかったのではないかと思います。博士やお弟子さんのご著書を読みましたが、ついに分かりませんでした。しかし発想そのものにヒントを得られたことが重要でした。このことは後で説明いたします。

顔のハリ（美容鍼）

　昨今流行している美容鍼と呼ばれるものがあります。

　ホムンクルスについても後で説明しますが、運動野には顔と手のひらは大きな部分を占めます。ここを刺激すれば物理的な刺激になりますが、病気治療に活かせる可能性は大きいのでは無いかと考えます。いまは小顔や若返りのような美容目的の鍼治療になっています。

　時代のニーズに合わせ鍼治療も変わって来ています。ちなみに顔にも臓器代表点は描けます。オーリングテスト発明者の大村恵昭博士は、点のツボではないゾーンとして描かれています。

眼鍼法

　瞼に刺す鍼もあり日本にも紹介されましたが、効果がなかったのでしょうか今は忘れられてしまっているようです。

高麗手指鍼

　次項で詳しく解説いたします。およそ50年前に韓国で発表された、手のひらに鍼を刺して治療する方法です。鍼灸史に忽然と現れた治療法で、衝撃的な出現ではありましたが、それに比べ大きく進化することはありませんでした。

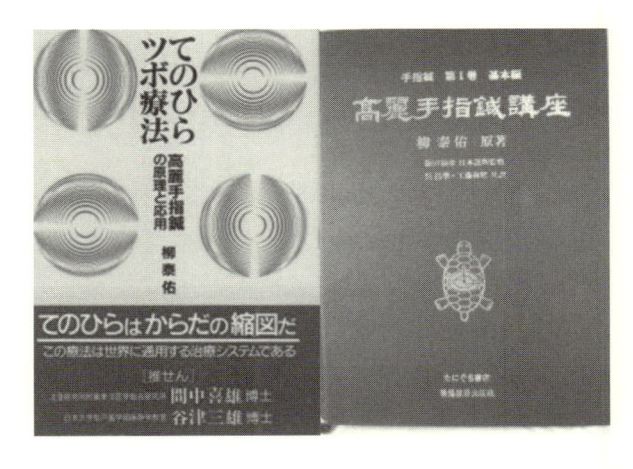

手鍼・足根鍼

　高麗手指鍼（コウライ・シュシシン）を商標登録しようとした時に、すでに中国には手鍼（テ・シン）が有ったため手指鍼になったそうです。足根鍼（ソク・コン・シン）と言って、足裏に刺す鍼のようですが普及していないので、効果的な鍼ではなかったのでしょう。

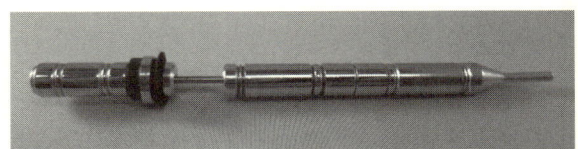

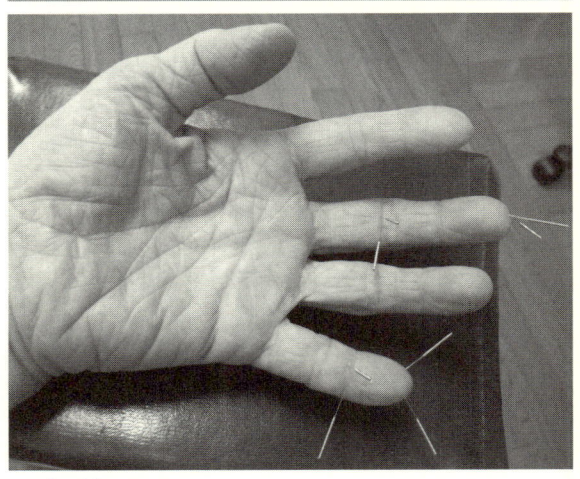

▲手に鍼

足について臓器刺激の研究は、ツボなどの点ではなくゾーンという面での刺激になります。（吉元昭治著『足の反射療法（医道の日本社）』）。

　治療の場をどこに求めるのかは、治療家にとっては自身の治療哲学にも関わります。治療の場をどこに求めるかによって、治療の限界があります。どのような病気をどこまで治すのか、病気とは限らず患者が求めるものに応じた治療をしたいのか、治療家が決めるものです。

　しかし、そのような限界を吹き飛ばすような「気」のパワーを持った治療家は、たった1本の鍼をどこに刺しても、どのような病気でも治してしまうものなのです。

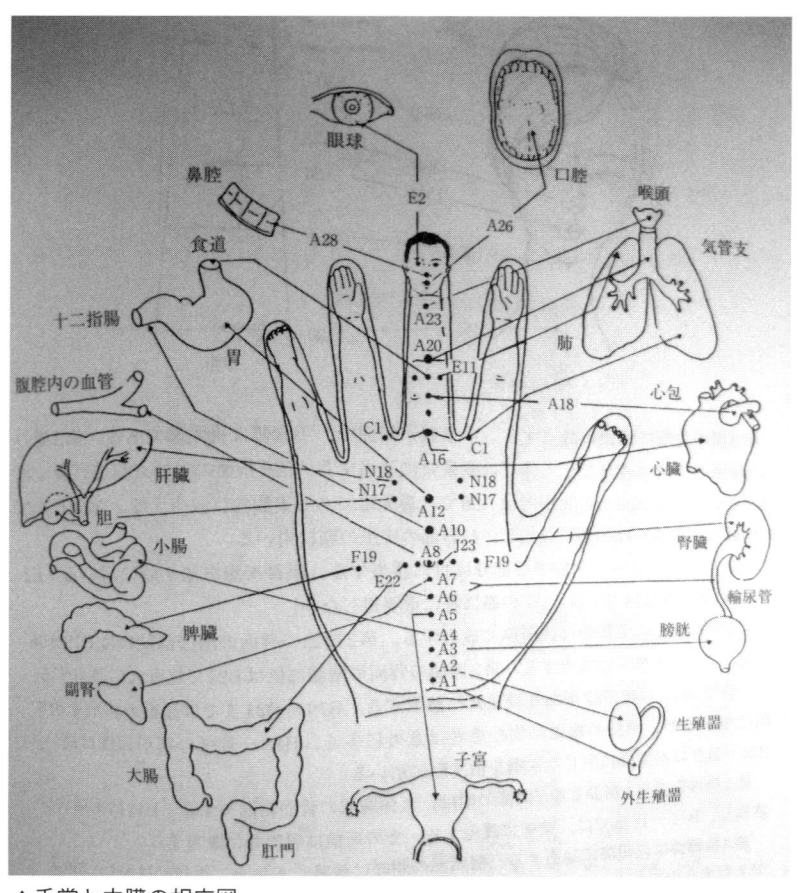

▲手掌と内臓の相応図

穴（ツボ）について

　鍼灸学校に入ってからふと考えました。「鍼灸は二千年続いていて、ツボに鍼を刺して病気を治すのだよね。」

　このご時世、日進月歩で医療も進化するのに、なぜ生き残っているのか疑問がわきました。1年生ですからこの謎が解けなければ、この先全力で進むことは出来ません。

　先生方に聞いたとしても答えは返って来ないでしょうし。昔からそうなっているのだからとか、知らないというような答えなのでしょう。

　そのようなときに西丸震哉さんという食生態学者の言葉に出会いました。『人間の生理というものは、100万年ぐらいの単位でなければ進化や変化はしない』。

　これで合点がいき胸のつかえがおりました。

　たった二千年などは人間の生理には影響しない。ツボについても一切変化は起きないのだ。ちっぽけな悩みでしたが、これで吹っ切れて先に進むことが出来ました。「今までそのような疑問を抱いた人はいたのだろうか？」

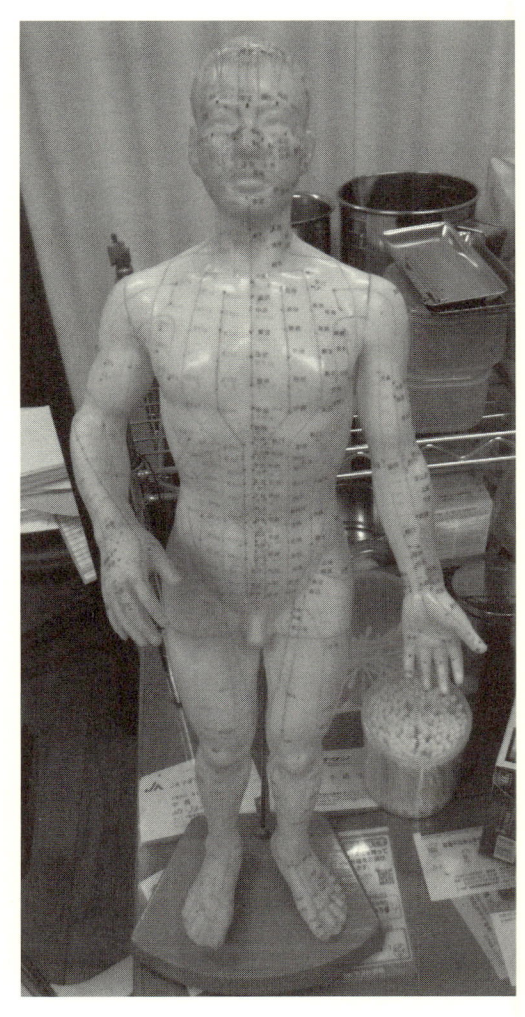

ツボ（穴）は365穴ともそれ以上あるとも言われています。365という数字は1日1穴と数えて決められたと教えられました。

ツボの認識には様々なものがあります。古典に描かれてきたツボの位置に、解剖学的な見地からどのような神経が近くにあるのか、関係する筋肉はどのようなものかを分析解析された記述があります。

少し陥凹していて触ると、かすかに湿り気を感じるところにツボはあるという表現があります。しかしこれは繊細すぎて、初心者には意味不明かも知れません。

鍼灸学校は今は専門学校になっています。文化祭があり、当時もと本学の教員をされて県鍼灸師会の会長もされた方が、招かれて実技披露されたことがありました。

「肩こりの治療をしていただきます」生徒の一人の肩が上がらないといって、患者役になりました。先生は2寸（6センチ）ほどの鍼を刺しました。

「どうだ？」生徒の腕はすっと上がりました。

「先生そのツボは何というツボなのでしょうか」質問が飛びました。見ればこの辺のツボなので分からないかな？と思った時に先生が答えられたのです。

「ツボ？　そんなもんなんでも良い！　関係ない」

経験豊富な治療家はそんなもんなんだ。当時は1年生でしたが感銘を受けました。

3年生になると臨床という実技を習う授業があります。生徒が患者役になり鍼を打ってもらいます。当時私はオーラを見ることができるようになっていました。先生が鍼を持った手で何をしているか、「気」のコントロールをどのようにしているか見ることが出来ました。「気」に関しては自信もあり稽古もしていた同級生と見学気分で見ていました。

生徒たちが「先生そのツボは何というツボなんでしょうか？」「ツボ？これは私が発見した腰痛に効くツボで、志室の下にあるので下志室（シ

モシシツ）と呼んである」と答えていました。

　同級生と二人で「あの先生はどこのツボに刺しても、あの「気」のパワーで治しちゃうよな」と合点していたのです。ベテランにとってはもはやツボの位置はそれほど問題にはならないことを知りました。

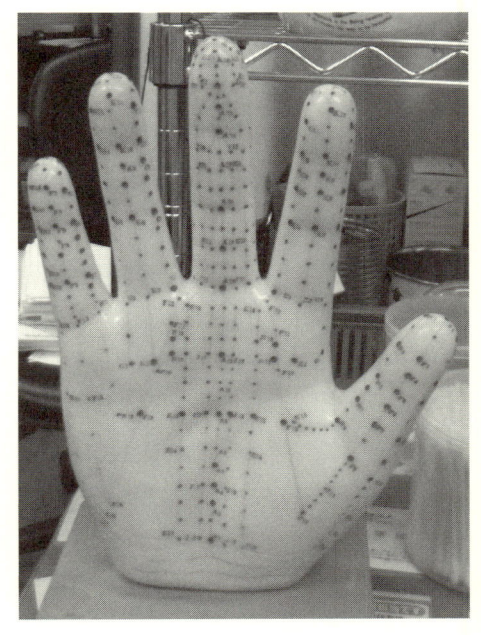

　腰痛、肩こりの治療では「気」のパワーの有無は、さほど問題にはなりません。手のひら先生スタイルで脳疾患免疫疾患治療の場合、取穴（しゅけつ）は厳密厳格にしなければ効果がでません。「気」のパワーだけに頼ることは出来ません。

　もちろん東洋医学の部外者の意見も載せておきます。高橋晄正医師の『漢方の認識（NHK ブックス）』には、通電する探査機を使いツボを探すのですが、一番電気が通るところをツボとします。彼はどこでも長く押し当てていれば通電して、どこでもツボになってしまうのだ。したがってツボなどはないのだと書いています。

　これは東洋医学の部外者であり、実際の治療家でないときに起こりがちな意見になっています。しかしのちに述べる東洋医学の共通感覚を持つなら、このようなことは決して言えないはずだとここでは留めておきます。

고려수지침혈(高麗手指鍼穴)

고려수지침(高麗手指鍼)의 혈도(穴圖)

(1) 수지침(手指鍼)의 수장혈도(手掌穴圖)

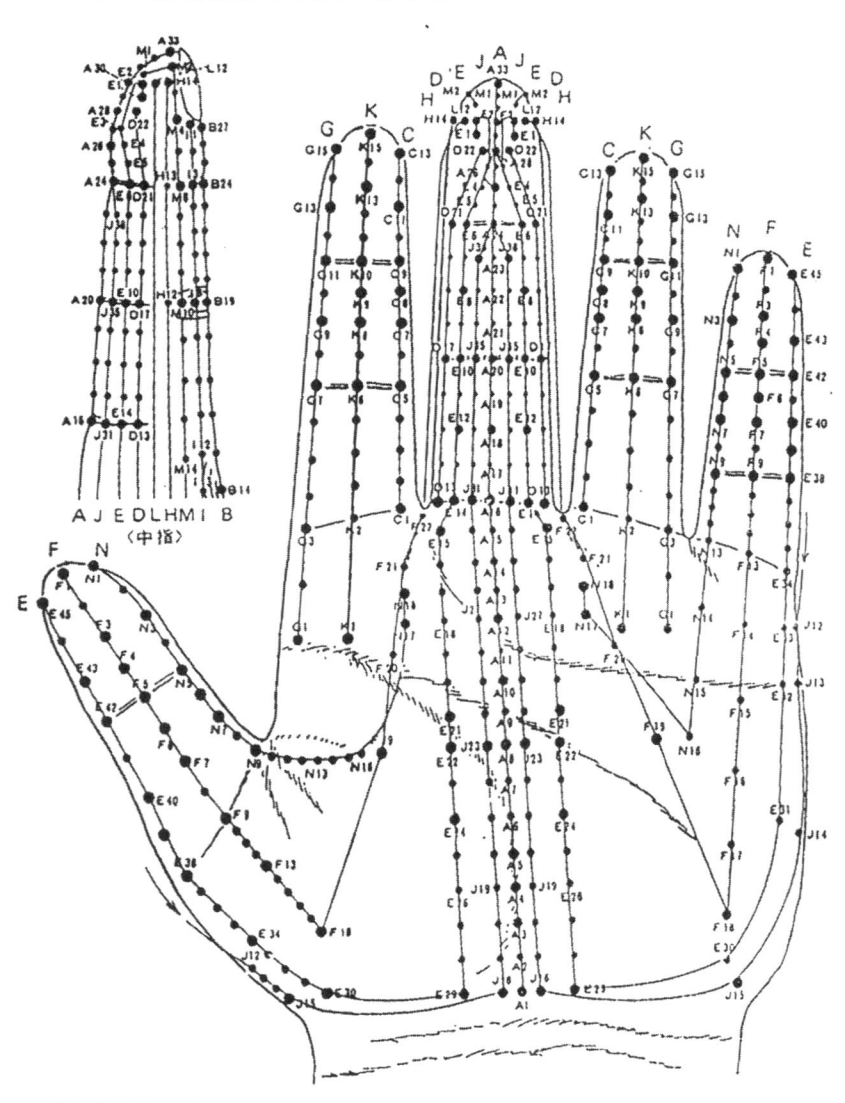

▲手のひらのツボ

「気」について

　東洋医学最大の問題がこの「気」の理解にあるのです。

「東洋医学の気・治療家の気」を考える上で、元明治大学中村雄二郎教授の『共通感覚論（岩波現代文庫）』を参考にしております。

　私が「気」について目覚めた経緯を書きましょう。

鍼灸学校入学前

　鍼灸学校への入学は、突然思いついた、老後のセカンドキャリアとしての選択の結果でした。

　子供の時から虚弱でしたので高校、大学そして就職と、思い描くようには行きませんでした。

　職について3年ほどしたら転職しようと思っていました。それが5年もいたので、その頃の自己啓発ブームに乗り、都内まで研修に行くようになりました。都会で民間の人たちは女性でもキャリアアップに、夜遅くまで自己啓発しているのだと知りました。

　それで自らを振り返れば何も身に付けていないことが分かり、そこから睡眠を3時間ほどに削り、書物をがむしゃらに読み始めました。

　そのような無理をしたことで突然蕁麻疹が襲ってきました。そこからは転職どころではなく民間療法から漢方、鍼灸治療も探し求めて気がつけば40歳手前でした。

　蕁麻疹が落ち着いたのが梅花鍼を工夫した機械だったので、定年後これを使った鍼治療に進みたいと言う思いが湧いてきました。

　20年ぶりの大学受験勉強をして、やっとのおもいで晴れて入学に至りました。高校大学のどの合格よりも嬉しかったですね。

　入学したのは、東洋鍼灸専門学校と言って当時は歌舞伎町ラブホテル街の真ん中にありました。

　5時に終業して急行電車に乗ってぎりぎり間に合うのが、この学校1校のみだったのです。しかし猥雑な歌舞伎町は危険な街と思っていまし

たので、2度も万全を期した下調べを行いました。

ところが通うのは夜だったのです迂闊でした。初登校の日、降り立った新宿区役所の通りは、ネオンキラキラの別世界でした。ガーンと頭を殴られるような気持ちでした。「ここに3年も通うのかよ」初登校の日から気は萎えてしまいました。いまならバイキング小峠のギャグ「なんて日だ！今日は一体なんて日だ！」それが毎日3年間です。

秋や冬の間は、夕方5時過ぎはすでに日が暮れていて良いのですが、木の芽時になると人間の皆さんは活動を始めます。

一寸先を歩いていたカップルが、スーッとホテルに消える光景を春から目にします。

授業は6時から11時過ぎになります。校舎を出るとお姉さんとすれ違ったりしました。

「あれ！　あのお姉さん昼間テレビの、笑っていいともに出てなかった？」

「そう言えば喉仏が出ていたよね」

こんな会話は3年生の夏休み前までで、休みがあける頃には同級生はここまでの疲れが出てきて、全員口数が少なくなって来ました。

国家試験に変わってから、第1回目の試験なので、過去の問題が無く、生徒の戸惑いと焦りで、やがて教室は殺気立ってきたのを覚えています。

私は何の知識も準備もしないで入学したのでしたが、同級生は3年以上かけ計画を立て、何回かチャレンジして入学してきたので、教えられることが多かったのです。

今の75歳以上の方たちは覚えているかも知れませんが、昔からあん摩やはり師は盲人がやる職業、社会の中で底辺の職業、まともな職業につかなかった人間がつく職業という差別的な認識だったのです。

当時40歳だった私は両親から大反対されました。しかし私の将来をここに掛けた信念を曲げませんでした。私の父親は家庭の事情で小学校しか出られなかったので、息子には公務員として出世して欲しかったのでしょう。大反対にあいました。

紆余曲折の末、入学すると先生たちも同じような境遇を乗り越えて来

た方たちでした。親兄弟はおろか親戚からも反対され、縁を切るぞと脅されながらも飛び込まれた方たちでした。

その当時ニクソン大統領の米中国交回復があり、アメリカ使節団に同行したニューヨーク・タイムズの記者が目にした、鍼麻酔分娩が世界に発信され日本でも第二次鍼ブームが起こりました。そのブームの最後の時期でした。

夜間部は大卒の経歴が多く入学し、先生方も驚いていました。自分たちの時代と比較して様変わりした時代の変化を実感していたのかも知れません。

振り返ると私の入学はとても幸運な時でした。それは鍼灸資格が大きく変わって都道府県の認定資格が、国家資格になるときだったのです。この国家資格になることは、先輩鍼灸師たちの念願だったのです。

その時は、聞いても何のことか分かりませんでしたが、私のキャリアには大変重要だったのです。旧制度から新制度の専門学校に移行する過渡期でした。したがって今目の前で教えてくれている先生方は、数年後には指導資格が無くなるのです。

創立者は柳谷素霊で大正昭和の鍼灸界を牽引して来た方でした。直接教えを受けた先生や最後の内弟子と言われた先生もいらっしゃいました。戦争で身体を壊し、身体を治してもらったので鍼灸師になったという先生もいらっしゃいました。

当時はベテランの先生方がお持ちだった豊富な治療経験を、授業のそこここで聴くことが出来たのです。

先生方は治療院を経営しながら、情熱をもって後輩たちのために時間を割いて講師をされていました。このことが大変重要だったのです。また当時は自覚すらしていませんでしたが、生徒たちは知らず知らずのうちに治療家の「気」を、シャワーのごとく浴びていたのです。感謝しても感謝しきれません。

入学後に出会う気について

何の知識もなかった私が最初に「気」という言葉を聞いたのは1年生のマッサージの授業でした。

当時はマッサージ担当とあん摩の担当とお二人の先生がいらっしゃいました。マッサージの先生も有名な方で、国立病院のリハビリ部長をされていた水上先生でした。

1年生の授業で「昔は気と言っても分かってもらえなかったが、最近やっと理解され始めたよ」と言われましたが、当時の私は「気」という言葉すらまったく理解できず聞き流すばかりでした。

2年生になった頃には必死に本を読んだりするようになり、この業界の歴史や様々なことが理解できるようになってきたことでした。

あん摩の先生は井上良太先生でした。現在は東洋鍼灸の鍼の部長をされています。先生は3代のあん摩の家系で、プロ野球の巨人にトレーナーを導入した小守医師の系譜を引き継いでいると聞きました。日本トレーナーズ協会を主催し小守トレーナーズ治療院の社長です。トレーナーの世界では神様と尊敬されているそうです。

その先生が授業の最初にこのように怒ったのです「お前らあん摩も鍼も『気』で治すんだ！」

私もこの頃は、生徒がどのような志望動機で入学してくるか分かっていました。

鍼師の資格、灸師の資格、あん摩・マッサージ指圧師等の資格。この3つの受験資格を3年間で取得できるのが本科です。最近鍼灸だけの教室が増えましたが、規制の関係であん摩・マッサージの教室は増えていません。

生徒達はどうもこの3資格に順位をつけて入学してきているようなのです。一番やりたいし高く評価しているのが鍼、次がお灸、やりたくないし評価が低いのがあん摩・マッサージという順位付けをしているようなのです。

「先生、また今年入学した昼間のバカ学生に言われたので怒っているんだな」と思いました。実はこの年入学した生徒は何かと問題があったの

です。

　ところでこのことが私に「気ってなんだ？」という言葉に強烈な興味を抱かせたのです。それが「気」の探求の始まりでした。

　後日談です。当時の東洋鍼灸専門学校の校舎は、戦前に建てられた柳谷素霊の自宅でした。4階建てコンクリート造りで、当時としてはモダンな白亜の建物だったのでしょう。戦後教育改革で拓殖大学内に設置された高校が、専門学校にならざるを得なく、そこに移転せざるを得なかったのです。

　生徒のためを思いなるべく安い授業料にしてくれていました。そのかわり教室の清掃トイレの清掃は生徒の当番制でした。しかし1学年下級生はそれもしません。授業料払ってなぜそのようなことをしなくてはならないんだという考えだったようです。先生に挨拶もしなかったようです。

　同級生の水上くんはマッサージの水上先生のご子息でした。ある時ため息を付いていたので「どうしたの？」と聞くと新入生の惨状を嘆いていました。「先生方困っているようです」それを聞き私は笑ってしまったのです。

　大卒が大挙して入学したのは、先生方の学歴に対する過度な評価があったのでしょう。この業界ももしかすると良くなると。それが間違いだったのです。

　笑いながらこう彼に話しました。「先生方は望聞問切の達人じゃないか。大卒の優秀な生徒が入ってきたと舞い上がって、面接を良くしなかったからいけないんだよ」

　彼は早速お父さんに話したのでしょう。翌年の生徒の評判は先生方にはすこぶる良かったそうです。

　鍼灸の世界は文化の伝承です。本に書いてあることなどほんの一粒の砂かも知れないのです。教わる姿勢がなければ誰も教えてくれません。彼らは大学と同じような考えで入学したのでしょう。弟子入りなんて王

道へはきっと進めなかったでしょう。

鳥居隆篤先生との出会い

「気」って何？　この疑問が日に日に大きくなって来ました。幸運だったのは気功ブームが始まっていたのです。

　時間を見つけては神田の書店を巡ったりして、情報収集を行いました。中国人の気功師のビデオを取り寄せたりしました。テレビ番組でも気功師が出演することがありました。

　時期は覚えていませんが、「月刊ムー」という雑誌に載っていた鳥居隆篤先生の気功教室を見つけました。貯金を叩いてそれこそ清水の舞台から飛び降りる気持ちでした。何しろ宇宙人は生存しているという記事が載る「月刊ムー」ですから、出版社にも問い合わせ、問題が無いことを確認して参加したのです。

　実はこれが私にとって最初の正解の扉を開ける始まりだったのでした。

　鳥居先生は埼玉県大宮市にある「八光流」という古武道出身で、そこでは四天王と呼ばれた達人だったそうです。習った当時は「柔法」を教えていました。

　現在は愛知県の方で道場を開かれています。YouTube で技を披露していますのでご覧ください。「気」を自在に扱う格闘技で、ブームも乗ったのか気功教室を開かれていました。

　2年生の12月に講座を受け、翌年4月から毎週土曜日に稽古に通うことになりました。学校は月曜日から土曜日まででした。当時、土曜日は半日勤務なので午後の教室には通えたのです。

　先生が休講になった時に武道教室から手伝いに来ていたお弟子さんが、「先生がお休みなのでおわびに私の背後霊をお見せいたします」と言って、印を結んで呪文を唱えるとなんと日光が差す窓際にもかかわらず、大きな顔が現れたので六人ほどが「アアーアー」と声を出して驚いたのです。

　早速、私が声掛けし帰りに喫茶店で、その日見たことを話し合いまし

た。お一人は新潟県から時々しか参加できない上、呼吸法を熱心にしていなかったので見えなかったそうです。あとの五人は見えていました。

ただその中のお一人は「私は占い師なので昔から見えるんです」と言っていました。呼吸法を欠かさなかった四人は初体験で見えたことでかなり興奮していました。「左は見ても良いけど、右側は怖いので見ないでください」と言っていたのは何だったのだろうね、と話は付きませんでした。

このときにはオーラが見えるようになっていたのです。呼吸法を毎日欠かさず行い鳥居先生の「気」を受けたからだったのでしょう。まだその時にはオーラが見える自覚がなかったのでした。ところがふと授業中に先生のオーラを見てやろうと思い、視線を向けるとローソクの炎の形が見えたのです。

私の身体が変化し始めていたのでしょう。3年生になると臨床という実技が始まります。経験豊富な先生が担当されます。先生は解説しながら患者役の生徒に鍼を打っていくのです。私は少し離れて見ていました。そして手元を何気なく見ているとなんと波が岸に次々と打ち寄せるように、先生の腕から生徒の身体に「気」が入っていきました。鍼灸師はこんな事やっているのかと分かってしまいました。大興奮しました。試しにもうお一人の先生で、刺さない接触鍼を教えてくれた先生は、鍼を持つ方ではなく押し手と言って、鍼を支える方の手から「気」がやはり押し寄せるように流れていました。

生徒は「先生何というツボに刺したのですか？」と聞いていましたが、ツボなんて関係ないんだなと見ていました。

「オーラが見える？　それが何だ」こう言われたことがあります。そうです、オーラが見えたからと言って、治療が格段にうまくなるわけではありません。

オーラが見える人は多くいるのです、見えていることを話さない方もいるので、それ自体が神秘的な才能に思われています。

千年以上前は誰でもオーラの形は見ていたのです。オーラの形はロー

ソクの炎の形をしています。人によっては3層5層ぐらいまで区別して見えるそうです。私は3層が限度ですが。オーラが見えることが共通感覚であったのは、奈良平安時代でした。仏像の背後にはローソクの光の形をした光背と呼ばれるものがあります。あれはオーラを人々が自然に見ていた証拠であると聞いたことがあります。

　見えなくなったのはいつ頃からだったでしょうか？　子供の頃は皆見えていたそうですが、今の時代は様々な視覚刺激があり、やがて受験戦争、恋愛など成長とともに、関心が外に向いその能力を忘れてしまうのだそうです。
　オーラを忘れていた人が再度見えるようになるには、呼吸法それも腹式呼吸をすることが必要です。座禅・ヨーガ・気功などは深い腹式呼吸を行います。誰でもとは限りませんが、その修業を行った人はオーラを見ています。
　治療家の基本、（気をためる・気をコントロールする・気を動かすなど）には呼吸法が不可欠です。それが調うとオーラが見えるのです。治療の基礎が調ったその第一歩といえます。

　ところでオーラもそうですが背後霊と呼ばれるものを見ている人がどのくらいいるのでしょうか。どうもその数は想像以上に多いと推測しています。ただそのことを言葉にすると、変なやつと思われるのでしないだけなのです。
　私は背後霊を見せてもらったあとこれについて考えさせられることがあり、背後霊だと言っているものを、2つに分類してみました。

「私が悩んでいるので友人が有名でよく当たるという占い師に連れて行ってくれました。まだ言葉を何も発しないのに、占い師はあなたのお悩みはこれでしょうと言ってズバリ当てたのです。そこですっかり信用して相談したのですが、見事ハズレで失敗しました。」
「幽体離脱など1日に3回ほど経験しています。気がつくともう一人の

自分が宙に浮いて見下ろしているんです。子供の時、急に激しくブルブルと震え家まで逃げ帰りました。母親が霊道に触れたんだねと言って治してくれました。母親の資質を受け継いだようです。」

「女子高生を連れてきた母親がいました。親父は私を呼んで言いました。あの女子高生は恋わずらいできた。その治療を行え、と。母親に聞くとまさにそのとおりでした。」

　これらの話から私は背後霊には次の2つに分類できると考えています。

1）　背後霊とは本人が自覚か否かにかかわらず、悩みが背後霊としてスクリーンに映し出されるのだ。そうした中で潜在意識が映し出されているのを読み解かれた場合は、周りのものにも大変驚かれることがある。

2）　私の知る限りでは未来予知まで出来るのはごく少数で、現時点ではお二人いらっしゃいます。このレベルになると背後霊云々ではなく、私も知ることの出来ない世界になってしまいます。

　テレビや雑誌などで見かけるのですが、霊の話をしていることがありますが、また見えてもいないのによく話しているなあ？と思うことがあります。前述のように霊を見ることができる人は実は予想以上にいるので、あなたの隣にもいるかも知れないのです。

　もし過去や未来に行けるとしたら、もっと難しい病気まで治せるかも知れないと、ヘミシンクを受講しました。私が疲れ切っていた時で集中できなかったこともあり、三途の川の袂で創始者のロバート・モンローに出会ってきた感じまでで終わってしまいました。

　妄想と言われるかも知れませんが、完璧に習得出来たとしたら、患者の遺伝子の時代までさかのぼって、病気の原因を探れたかも知れませんね。

　しかし、このような世界を全否定する人も多いのですよ。ではそのような事も含めて東洋医学の鍼灸師が持つ治療家の共通感覚について考えてみましょう。

中村雄二郎「共通感覚論」との出会い

　宇宙の最初はどのようなところから始まったのか？　最先端をいく宇宙物理学では、ロケットを飛ばし宇宙の星から石を採集し、電波望遠鏡を何台も駆使して宇宙の果てまで見つめています。でも二千年以上の昔すでに老子は「宇宙のはじめは、モヤモヤとガスが集まりそれが爆発して宇宙ができた」と書き記しているのです。実際の宇宙も外へと広がっているのですから、彼の想像力の源泉はどこにあったのか驚きです。

　この世界に全員が正しいと納得する世界はどこにあるでしょうか？物理学の中で数学的に証明できることは、ほぼ全員が納得できる共通認識を持てます。ただ数学を使ったからと言って共通認識が持てるかというと、なぜかあの世界は難しいようです。

　もう半世紀も前のベストセラーで高校1年生の時に手にした『対話人間の建設—岡潔、小林秀雄共著（新潮社）』の中で世界的数学者岡先生が、数学的には完璧なのだが感情的には納得しないことがあると話されていたのです。

　世界の最先端になると数学の世界でも、感情と理性は合致しないことがあるのだ、と呆れていたのでした。数学嫌いの私にはもう宇宙の果ての世界です。もし数字的な誤りがあるなら、宇宙に浮かぶ小惑星から石のかけらを拾って帰れないからです。

　さて、この世界にはすべての人が共通の感覚を持てないものがほとんどです。証明でき明らかにでき再現性あるものなら、それを科学と呼ぶことができ、共通認識を持つことが可能です。

　経済学は科学でしょうか？　数学を駆使し経済予測をし、現代社会では大きな役目を果たしています。でも経済の予測はしばしば外れます。予測ではなく予想といっても良いことが多いでしょう。科学でも心理学などの社会科学に含める人もいます。Political economy（政治経済学）になると、もはや部外者の私でも、それは科学なのか？と思います。

以前国語の試験で問題になったことがあります。小説から引用された一文を長文読解問題とされたときです。次の答えから最適なものを選べというものです。

　これが正解ですと発表された時、異論がでました。もっとも違和感があったのが、作者自身が正答としたものが出題者とは違っていたのです。

　……というわけで、この世の中には様々な意見や主張があり、全員が100％納得するようなものは存在しないと考えるのです。

　中村雄二郎教授『共通感覚論』を下敷きに、東洋医学における治療家の共通感覚とはなにかを考えてみます。

　東洋医学は「黄帝内経」に書かれているものが全てです。したがって経絡を否定しツボなんてと無視するものは、東洋医学ではありません。

　西洋医学からは、東洋医学では神経が描かれていないからだめだと言う意見がありました。これについて加納喜光教授は、中国で解剖を行っていたのは内科学の治療家で、解剖には素人であったと推測されています。しかし私は、彼らは確かに神経は描いていないが、事実上神経を調整し鎮痛させることを知っていて、経絡の中で解決できると考えていたと思うのです。

　神経を目指して鍼を打つのだと言う時点で、それは解剖学的視点での鍼を使った物理刺激で、言ってみればアキュパンクチャ（Acupuncture）なのです。

　なぜ近年に入っても日本の鍼灸が停滞し進歩しないのか？

　共通感覚から始めてみましょう。

　感覚には五感と呼ばれる、視覚・触覚・味覚・嗅覚・聴覚があります。

　西洋医学の共通感覚は視覚から生まれるものです。西洋医学の成り立ちは、伝染病研究とともに発展してきたと言えます。地続きの大陸は一旦流行が始まると、何百万単位で死者が発生しました。

　アルベール・カミュの小説『ペスト』に描かれている中で、「数百万の死者の数字は、頭の中では一抹の煙にしか過ぎない」を読んだ時、その凄まじさに驚いた記憶があります。江戸時代でもペストや天然痘でか

なりの死者が出ていた記録があります。

　コッホが顕微鏡でペスト菌コレラ菌を発見したように、近代の西洋医学は顕微鏡で細菌を発見するところから発展してきました。視覚が共通感覚の中心です。

　今はMRIやCTで見て病巣を発見し、生体検査で細胞を採取し確認する作業を行って診断するのです。血液検査を行い数値を分析して病名診断をするのです。しかし半世紀前のお医者さんたちは聴診器を使い、上半身をポンポンと叩く打診を行って、触覚聴覚も使っていました。

　今では様々な診断機器が急激に進化発展し、数値や画像によって病名診断をするようになってきました。そこに経験則の入り込む余地はなさそうです。

　東洋医学の診断は「望聞問切」という言葉に凝縮されています。望は顔色を見て青色・赤色・白色・黄色・黒色と五行の色体表に表されている内臓の色がでているかも見ます。ちなみに青は肝臓、赤は心臓、黄色が膵臓、白が肺臓、黒は腎臓です。

「聞」はブンと読みますが、「聞く」ではなく嗅覚の意味です。肝臓が悪くなると胆汁が出なくなり脂肪を分解できなくなるので、臊（そう）、あぶらくさしという匂いになります。心臓が悪くなると焦（こげくさい）臭がします。膵臓が悪くなると甘い匂いになり匂いは香ばしくなるのです。インスリンが不足して小便に糖が混じり甘い匂いになります。昔は汲み取り便所でしたのでしばしば汲み取り業者が、ご主人の糖尿病を発見したことがあったそうです。

　腥し（なまぐさし）は肺の匂いです。肺がんの患者さんが来られたことがありましたが、院内が下水の中に頭を突っ込んだ如く匂いが充満しました。通常の消臭剤では消せずに、特殊な脱臭スプレーを購入し消すといった匂いでした。最後は腐（くされくさし）で腎臓が悪くなった時の匂いです。膀胱がん患者さんの呼気から臭ったのが、やたらと臭ったのでこの匂いだったかと思い出します。

「問」は問診で、主訴を聞き出すことです。「切」の一つは脈診と言っ

て、手首の動脈を触って診断する方法です。日本でよく行われているのが六部定位脈診で、患者さんの両手首の動脈を圧して、どこの脈がどの様に感じることができるかで、臓器の「気」の状態を推し量りどこに鍼を打つかを決めるのです。人迎気口診は手首と首にある人迎とよぶツボに指を当てて、手首と首の脈のどちらがどのくらい大きくなっているかを診断するのです。

今一つの「切」は切診と言って、経絡を切るようにその硬さを確認する方法です。

六部定位脈診をもう少し詳しく説明します。患者さんの左手をとり、治療家の右手の人差指、中指、薬指を患者さんの親指側の手首の関節から当てていきます。中指は橈骨剣状突起とよぶ、少々盛り上がった骨の下に当てます。ここからが本を読んだだけでは簡単に理解できないところです。

右の手首関節に近いところから、それぞれ浮かべて小腸、沈めて心臓の脈を見て「気」を測るのです。

中指は浮かべて胆嚢、沈めて肝臓です。その下は浮かべて膀胱、沈めて腎臓の脈を診ます。

患者さんの右手に移ります。上から浮かべて大腸、沈めて肺臓の脈です。その下は浮かべて胃の脈沈めて膵臓の脈を診るのです。最後は想像上の臓器と言われている、浮かべて三焦、沈めて心包の臓器の脈を診ます。

難経という脈診のバイブルがあり、その中にどのくらいの圧力でそれぞれの箇所を圧して診ればよいかを書かれています。

菽法といって豆の重さを基準にしています。患者の心臓は6菽、肝臓は12菽・腎臓は15菽、肺は3菽、膵臓は9菽となっています。

単に各脈の強さを測るのが脈差診、いろいろな脈の形状を読み取るのが脈状診と呼びます。

後で解説いたしますが、なぜこのような面倒なものを考案したのでしょうか。古代の治療家たちが優秀なであったのにもかかわらず、「気」を直接測ることを断念したのはなぜだったのでしょうか。私は、直接測

るには速過ぎるからだと分かりました。そこで常に捉えられる動脈を通して「気」の流れを捉えることにしたのです。触覚を通すことで共通感覚を求めたのでしょう。

　私は幸いにも2学年の時に脈診の大家、山下詢先生のセミナーに参加させていただく事ができました。先生が学校の先輩だったという幸運もあり、脈診のミニ講義をお願いいたしました。10人ほどの同級生を募って春休みに催しました。

　山下詢著『脈診入門』を読みました。3年生になると脈診の授業が始まるので、登校時に何回も読み返しました。脈診の解説としては現代的に分析されていて理解しやすくなっていました。しかしそれでも感覚は分かりません。菽という豆の重さの単位は何グラムという今の基準ではありません。中国で重量の基準でも無いものです。

　山下詢先生は快諾していただきました。夕方仕事が終わって集まった集会場で「昔の寺子屋のようだねと」おっしゃって、ミニセミナーが2回行われました。

　あなたの脈は浮いているからここに、あなたの脈は沈んでいるからここに座ってくださいと指示され一列に並びました。今度は生徒同士が順番に浮いている人の脈から沈んでいる人の脈へ、順番に交互に脈診していくのです。

　それで初めて押す強さ、すなわち菽の重さを実感して、共通感覚が芽生えることになるのです。

　先生は同時に祖脈の診方も習いました。浮脈・沈脈・遅脈・数脈・虚脈・実脈・滑脈・濇（しょく）・脈を学び、脈状診はこの組み合わせであるから、患者を多く診ることで理解できると教えてくださいました。

　私の体験をお話いたしましたが、このようにして共通感覚特に東洋医学は触覚を共通感覚とした医学であることがお分かりになりましたでしょうか。

『共通感覚論』から引用します。57ページに有るルソーの言葉を引用しているくだりです。『熟達した技師、測量士、建築家、石工、画家などを見るがいい。彼らは普段から他の感覚、とくに触覚によって視覚を吟味し抑制している。〈共通感覚〉sens commuun が共通感覚と呼ばれるのは、それがすべての人間に共通な感覚だからではなく、それが〈個々の諸感覚のよく規制された使用〉から生まれるからである』

　誰でもが簡単に「気」を共通感覚として捉えられるのが、日本で生まれた「直傳靈氣」です。

　素人でも誰でも「気」をより確実に早く理解できるのが、直傳靈氣という学びでしょう。呼吸法とか学ばなくても「気」を感じられる方法です。いまや全世界に広まっているレイキですが、ほんの20年前までは知られていませんでした。

　私は鍼灸師の持つ「気」とは違うものと考えますが、それでも「気」という共通感覚を養うには最適ではないかと考えます。

　その日は霊気研修の3日目に復習目的で参加し見たことです。主催者の山口さんが、ある年配の女性に声を掛けていました「どうですか、本日は3日めになりますが、少しは気について分かりましたでしょうか？」すると彼女は大きな声で「分かりません！　分かりません！　姉に勧められてきましたが、全く気なんて感じませんし分かりません」と言っていました。

　如何に良いものであっても、最初から心を閉ざし感覚を閉じてしまっては、何も得られないのだなと分かりました。「気」を端（はな）から信じない者にとっては、別世界の理解したくないものなのでしょう。

　このように最初から拒否している例は別として、得ようとしているのに得られない共通感覚もあるのです。

　先程引用した文章にあるように、もし良い指導を受けたとしても個々人がその感覚を吟味しなくてはなりません。

　すなわち「共通感覚＞sens commuun が共通感覚と呼ばれるのは、そ

れがすべての人間に共通な感覚だからではなく、それが〈ここの諸感覚のよく規制された使用〉から生まれるからである」ということなのです。

治療家の「気」というものが他の「気」と異なるのは、自分にとって良い師匠とは誰かから始まるのです。さらにそれを自分の中で切磋琢磨し、自分なりの「気」を体内に収めるということなのでしょう。

なぜ二千年の長い間鍼治療が続けられてきたのか

手のひら先生スタイルの高麗手指鍼治療を完成した今、なぜ鍼灸が二千年以上の長い間人々に医療として認知され続けたのか？　手のひら先生の立場から考えてみました。

腰痛、肩こりと痛みだけの治療で二千年続けられてきたはずは無いのです。何かしら大きな要因があるのです。

二千年前頃の神医と呼ばれる人たちは手術も行っていました。漢方薬も使用していたようです。千五百年前から漢方薬にも新農という、伝説の名医が現れました。それ以後は漢方薬も併用されてきたはずです。

江戸時代のはり師はホームドクターのような存在だったらしいことは前に書きました。薬は漢方医がいましたが、おそらく庶民では治療代が払えなかったでしょうから、はり師は鍼治療のみだったはずです。この時代には鉄の鍼が使われていました。その鍼で何を治療できたのでしょうか？

腰痛、肩こりや痛み止めが主な治療であったでしょうが、鍼灸にとって得意な分野、それが不定愁訴です。血流改善ホルモンバランスの調整など、この分野は西洋医学より優れています。またお灸の効果も見逃せません。お灸の効果は鍼以上の免疫調整効果がでます。リウマチは鍼では治せません。お灸との併用した症例だけが、良い結果を残してきました。

多くの場合はそれが鍼灸が医療として認知されてきた主たる要因かもしれませんが、私が考えるのはその時代時代に現れた、普通ではないレ

ベルの「気」を持った達人が、神業のような治療を行ってきたからではないかと言うことです。

　私でさえこんなことができるようになっていました。井上良太先生は祖父のときから３代の「あん摩」の家系と聞きました。授業中に先生が「うちには時々骨を着けてくれという患者が来る。おじいさんが通ってきたことを覚えているので来ることがあるのだ」「爺さんも親父も私も骨はつけることができる。しかしやりかたは違っている」

　開業して３年ほど立った時に年配の患者さんが来ていました。「骨にヒビが入っているようで、今日もこれからレントゲン撮影をします」と聞いたので、まさかひび割れを手でつけると言ったら、訝しがられるので冗談を交えながら骨着けてみましょうか？とやってみました。後日のお話ではレントゲンを撮りましたけど、治っていましたと報告いただきました。

　金成万先生のように「末期がんを良くする治療」で有名になることもあります。そのような一部の異能の方たちによって、治療の可能性に期待された東洋医学が継続してきたのだと考えるのです。

高麗手指鍼との出会い

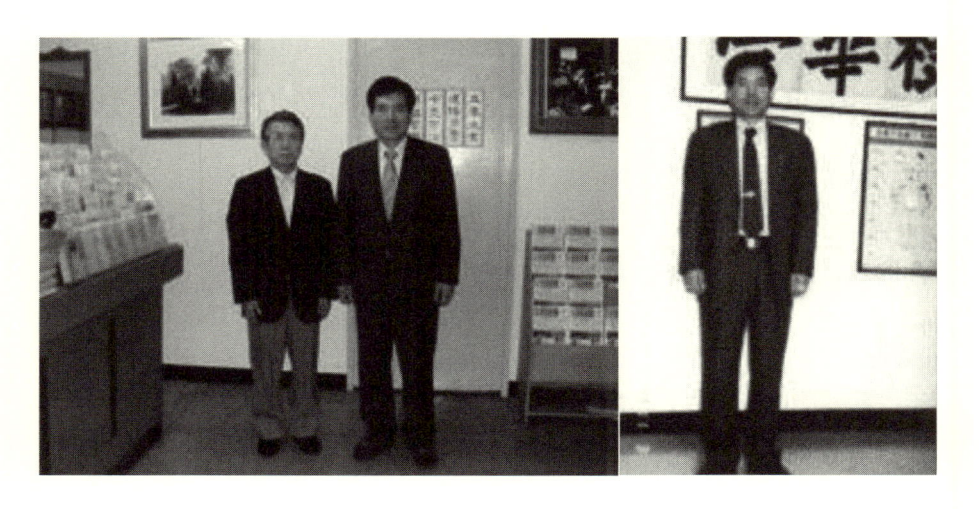

韓国でおよそ 50 年前に柳泰佑（ユ・テウ）師によって発明されました。手鍼は中国にあったので高麗手指鍼と名付けられました。写真は会長とお会いしたときのもので、時期は 2003 年頃のものです。

　鍼灸の歴史二千年の中でも忽然と現れた鍼灸術でした。「気」の流れは身体にある経絡を通ると考えられていましたが、手の中にも経絡（ここでは気脈とよぶ）ものがあると発見されました。

　柳泰佑師が「十四気脈論」を発表した翌年には日本に紹介されましたが、広く一般に知られることはありませんでした。

高麗手指鍼に出会う前と後

　私は鍼灸学校を卒業してからどのような鍼を行うのか、迷っていました。入学前には多くの鍼灸師の願望でもある、癌やリウマチなどの難病まで治療できたらという願いがありました。

　しかし鍼灸界を知れば知るほど、限界が見えてくるのです。見切り発車の鍼灸院も 1 年ほどで行き詰まり、実家での再開の時に決めたのが高麗手指鍼専門で行こうということでした。

　鍼灸院を開業したものの閉院する事になりましたが、その 1 年前に親友からこういう鍼の講座があり、治療効果もすごいよと聞き、高麗手指鍼の講座を受けていました。

　実家は住宅街の一角で人通りも少なく、営業にも向きません。保険診療もなく特徴がなければ、患者さんは来てくれません。

　3 年目までは患者数もほとんどなく、親のすねかじりでしたがその中で買いためた鍼灸書籍を読み込んで、高麗手指鍼に活かせる方法を考えていました。

　その頃、Yahoo がネット接続を定額制にしたことで、当院のホームページを検索し、全国から来ていただけるようになりました。孫さんには足を向けて眠れません。昔往診に行った大学教授の「しっかりした技術を世間は放って置かないよ」の言葉を噛み締めた時期でした。

金成万先生との出会い・先生が来日するまで

金成万（キン・ソンマン）先生は韓国人で、来日されたのは有名人に誘われたからでした。「全て面倒を見るから」という事だったそうです。当時の高麗手指鍼と高麗手指鍼学会は、素人が無免許で治療をしていることで裁判の真只中にありました。取締が厳しくなっていた時だったそうです。

ご存知のように韓国では徴兵制が敷かれています。当時はベトナム戦争で先生も戦場に駆り出されました。

「ベトコンゲリラは突然襲ってくる。ヘリで着陸するところを襲われたらひとたまりもない。ヘリコプターは急上昇できないこともあり、操縦士がアメリカ兵の時は地上３メーターぐらいまで降下して兵士を降ろすのに、韓国兵には10メーターの上から降りろと命令する。怖がっていると撃つぞと脅かされ、やむなく飛び降りたその時に、したたか腰を打った」そうです。

帰国して大学に戻っても腰が痛くて満足に勉強に集中できず、治療家を探しに全国を行脚してたどり着いたのが、済州島（チェジュド）の高麗手指鍼のところだったそうです。

「手に鍼を刺して腰が治るのか」と聞くと「まあ任せなさいと言って治してくれた」

「そこから興味が湧いて高麗手指鍼学会の講座に参加し、自分なりの工夫をして治療をしていた」のだそうです。もちろん無資格です。

鍼灸の社会的評価が低いのは日本と韓国だけです。韓国併合の影響で日本人の考え方が彼の国にも蔓延したのでしょう。

終戦後の韓国では、鍼灸資格は大学医学部の漢方医資格に組み込まれてしまいました。日本のように３年間専門学校で学べば、受験資格が得られる制度ではなくなったのです。

金先生は無資格でしたが、学び工夫しているうちに患者が押し寄せるようになったそうです。評判が高くなり取り締まられそうになった頃、日本人が治療に訪れたそうです。お隣の韓国がいくら近いとは言え、往

復するには2日はかかります。

そこでお誘いがあったのでした。先生の父親が貿易の仕事をしていたので日本には親近感があったそうです。取締の危機もあり来日されたのでした。

開業されたあとは政治家からプロスポーツの選手、その筋の方たちとかを紹介され治療された話をされていました。

先生が突然知られるようになったきっかけは、元東京都知事青島幸男さんが司会をしたテレビ番組「追跡」で紹介されてからです。「末期の肺がんを宣告された女性が動けなかったので戸板に乗せられてきたのですが、今はこのように元気になりました。」それが全国区になる先駆けでした。

学んだことは基本だけ

先生が主催した高麗手指鍼講座の受講者は、合計100名はいると思います。その中で腰痛、肩こり以上の疾患を治療できる人は、どの程度いるでしょうか。

韓国ソウルで2年毎に開催される、韓日高麗手指鍼学術大会に20年前からお招きいただいておりますが、その当時お目にかかっていた方が、今は身体に刺す伝統的な鍼治療に戻っていたりします。

金先生の講座内容は、日本で学べる高麗手指鍼ということでは大変貴重で、これがなければ今の私はなかったでしょう。感謝以外なにもありません。

しかし、授業は韓国手指鍼学会で教えている内容でした。無資格の一般社会人向けでした。

先生の言葉で印象的なものを書きますと。

受講生の一人がこのような質問をしました。「先生はがん治療で有名ですよね。僕たちも将来は先生のようにがん治療をしたいので、教えてほしいのですが」

日本人のセミナーではこのような質問は決して誰もしないでしょうね。第一、癌を治せないから質問もしませんが、彼は先生が外国人だったか

らかも知れませんが、こう質問したのです。すると驚くような答えが返ってきました。

「う〜ん。そんなこと教えたら飯の食い上げヨ〜」私はこれを聞いて、外国人はきつい事言うよなあ〜と思いました。どこでそんな言葉覚えたんでしょうか。

　先生もそれはやりすぎと気がついたのか、次の回にこんなことを話し始めました。

「わしが癌を治療できるのは、鍼に一本一本気を込めて打っているからだ」それを聞いていた私は「なんだかなあ〜」と思いました。

　しかし、やはり鍼灸師が治すのは「気」なんだと。「気」のパワーで癌も治療するのだと理解したのは数年後でした。それは名古屋で高麗手指鍼を広めていた方が、大学で講義されている金先生を招いて、セミナーを開催してくれたときでした。

　先生は「昔は1日200人以上の患者を診ていた。それは「気」のコントロールが出来たからだ」と言って最後にその実技を披露してくれました。つまり「気」のパワーやコントロールができるか否か、それが鍼灸が効果を出せるか否かの本質だったのです。

　金成万先生は韓国にいた時は「気」を使っていた形跡がなく、日本に来てから学んだと思われますが、どこで学んだんだろうかということが未だに謎です。

　ある時「この鍼は素晴らしい効果が出るのだが、時として初心者が刺したのにベテラン鍼灸師と同じ効果がでてしまい、困惑することが度々あるんだよ」とおっしゃいました。当時私はこれも「気」の効果と勘違いしていました。

　しかし、今先生がご存命だったらその答えを教えて差し上げられるのにと思います。

「高麗手指鍼が効果的なのは、実は間違って鍼を打っているから〜」とチコちゃんなら言いそうですが、それが一部は正解なのです。

高麗手指鍼には誰も分からなかったことがありました。手のひらの中には人間が進化してきた痕跡が埋もれていて、その秘密が保管されていた部屋の扉が開くまで、長い間待たなければならなかったのです。

　頭や身体に打つ鍼などすべての鍼治療では起こらないことが、手のひらに鍼を刺す場合は起きてしまいます。決して悪いことではないのです。かえって身体にとっては良い効果が出ることが多いのですが、治療の再現性・的確な鍼治療から考えると、偶然性がそこに入り込み医療としての科学性再現性が失われます。

3年間の試行錯誤の末、見つけた免疫調整法

　一度失敗しての開業は再出発であり二度と失敗は許されませんでした。地の利が悪い住宅街での治療院では、特徴ある高麗手指鍼専門を売りにしなければと決めました。

　その後徐々に患者さんが増えるまで、3年の時間経過が有りました。患者の増えないその時間は充電期間と心得て、買いためた本から何かを吸収しようとして、暗中模索の日々を送りました。

　この3年間に、今までの知識の中から、免疫を調えるにはどうしたら良いのかをまず考えていました。そして一つのアイデアが湧きました。

　また、はじめの頃の患者さんは腰痛程度でしたが、その頃には激しい激痛を伴う坐骨神経痛患者さんが来るようになっていました。それを何回かで確実に治療できないかと考え抜いて、ある技術も開発していました。

　他人が行ったとおりのことをしていたのでは、様々なライバルのいる日本の中では生き残れません。西洋医学の他に医療類似行為として認められているのが、整骨院（昔は、ほねつぎと呼ばれていました）と鍼灸、あん摩・マッサージ師でした。

　その他に職業選択の自由があり、どのような治療も日本では開業できるのです。そのため整体、カイロプラクティック、気功、ヒーリング、催眠術、整膚術、ホメオパシー、飲尿療法、ゲルソン療法などが乱立しライバルが多いのです。

鍼灸師として開業できるのはクラス30人で1人、今は教室が増えたので100人に一人と言われているほど、資格をとったあとが険しい職業なのです。

　手のひらに刺す鍼というだけでは生き残れません。しかしその中で技術と理論を育んだこの時期は後々まで貴重でした。

　手術後に起きる腸の癒着は最初から治すことが出来たのです。なぜか次々来る患者さんのすべてが治ってしまいます。

　高麗手指鍼の持つ力だとはじめは考えていましたが、後にこの鍼を打っただけでは治せないことを知りました。しかし症例を詳細に検討していくと、免疫を整えることをすべての方に処方していました。つまり鍼を打っただけでは治せない癒着を、免疫を整えることで治していた、すなわち腸の癒着は免疫低下によって引き起こされることが判明したのです。

金先生との別れ

　あんなにマスコミにも取り上げられていた先生も、いつの間にか患者さんが激減し、一度韓国へ戻らざるを得ませんでした。

　その時に自動車事故にあったそうです。韓国から会長が来日された時に再会しましたが、先生はフラフラと身体を支えきれず、杖を頼りに立っている状態でした。

　翌日、先生が再起を掛けて開いた治療院にお見舞いに行きました。絶頂期のあの恵比寿駅前のマンションとは比ぶべくもありませんでした。それが最後になるとは私も思いませんでしたが、先生と会話する貴重な機会になったのです。

　セミナー中に先生と個人的に深い会話はありませんでした。この時初めて二人で話すことが出来ました。日本に再度来たことを誰にも伝えてなかったので、お見舞いに来る日本人は誰もいませんでした。

　私なりの治療を先生にしたあと、瀉血をしてくれと頼まれました。

そして先生が質問をされたのです。

「手のひらには全身が描かれるが、治療は中指から薬指小指までしか刺さない。人指し指と親指まではなんで使わないのか？」

　左手の中に全身があり、右手にも全身が描かれる。すると足が４本、手が４本になってしまいます。頭も２個存在する変なことになります。

　それまで私は独自に親指側にも鍼を刺していましたが、結果が伴わない事に気がついていました。韓国の人たちも当然親指側には刺していません。

「親指側に現れるのは合わせ鏡に映る反対側の像のようなものと考えています。」

　『そうなのだよ。』先生は我が意を得たりとばかりに話し始めたのです。この質問はどうも私へのテストだったかも知れません。

　私はテストに合格したのでしょう。それから先生の口から繰り出される言葉には、驚きの連続でした。それまで考えたことがなかったこともありました。

　手の半分親指側の「気」は消えるのだとも仰っていました。驚きでした。しかし脈診のところで書きましたが、なぜこのような難しい脈などを診る方法を、古代の治療家が考えたのかと言えば、「気」の流れを捉えることが難しかったからなのです。

　すごい速度で身体を流れていく「気」を、瞬間で捉えることは至難です。

　日本ではフィンガーテストが考案されて、「気」を直接捉えられるとされています。しかし理論的に言っても身体では秒速50センチ、手のひらでは5センチの速さでの「気」は捉えられません。

　私はある時、「気」がなかなか捉えられなくなっていることに気が付き、脈診との併用をしていました。しかしフィンガーテストは使い勝手が良いので、なんとかしてものに出来ないかと、器具に工夫を加えて診断を行っています。

　先生のこのときのアドバイスが無ければ、今のような治療診断には至

らなかったでしょう。その他ここでは書けないようなこともたくさんありました。先生にはその後お会いしていません。韓国の病院に入院されたところまでは聞きましたが、手指鍼学会もその後の消息はつかめていないそうです。

　同じ土俵で話すことができるのは、金成万先生だけだったと今も思っております。

韓国高麗手指鍼学会の苦難の歴史

　高麗手指鍼がどのように生まれたかは、『てのひらツボ療法』に詳しく書かれています。

　柳泰佑（現在は韓国高麗手指鍼学会長です）が、夜中に頭痛で起きたことが有りました。偶然中指の先を圧えて痛みが消えました。翌日痛みが消えたのはなぜかと研究をはじめました。それが高麗手指鍼の始まりと言われています。

1071 年　手指鍼の開発に着手。

1975 年　手指鍼が完成。高麗手指鍼と登録名にしました。高麗手指鍼療法学会を設立。

1976 年　鍼灸雑誌「医道の日本」で手指鍼の論文が掲載される。

1978 年　「高麗手指鍼と 14 気脈論」が発表される。第 1 回韓高麗手指鍼学術大会が開かれる。日本から 13 名、韓国から 350 名参加。

1983 年　ここまで毎年学術大会が開催され、日本からは 10 名前後の参加でした。第 5 回の大会には韓日ほかギリシャ・オーストリア・ガボンから 1800 名参加しました。

1985 年　日本から 50 名の参加がありました。以降アメリカにも進出しました。

1992 年　第 12 回学術大会になると、参加者は 7000 名を数えることとなりました。

1998 年　アメリカから初めて「外人手指鍼講師」誕生する。

2000 年　韓国最高裁判決が出ました。「手指鍼療法を用いて人に施すの

　　　　　は、代価がなければ無罪である」

2001 年　手のひら先生が初めて参加した年です。発表論文は「高麗手
　　　　　指鍼のリウマチ治療」でした。会場は明洞・ロッテホテルの
　　　　　大広間でした。

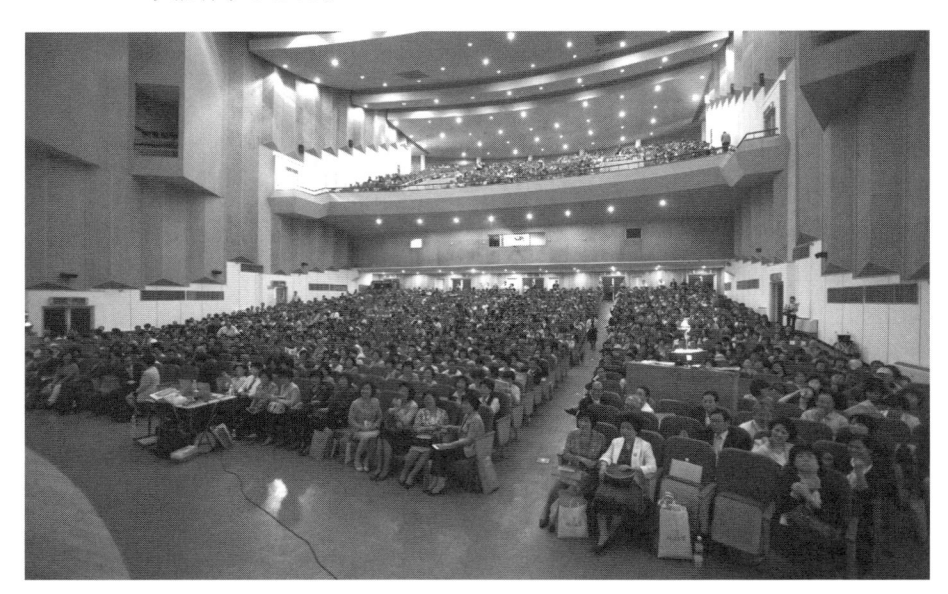

　上は 2010 年代の高麗手指鍼学会が盛大に開催されていた大会写真で
す。大学講堂を借り切って開催された大会には、1 万人近い会員が集
まったことも有ったそうです。私が初めて参加したのが 2001 年でした。
明洞のロッテホテルの大広間で行われましたが、それでも 5 千人の参加
者がいました。絶え間なく入退場される方々をみて、驚いた記憶が今で
も鮮明です。

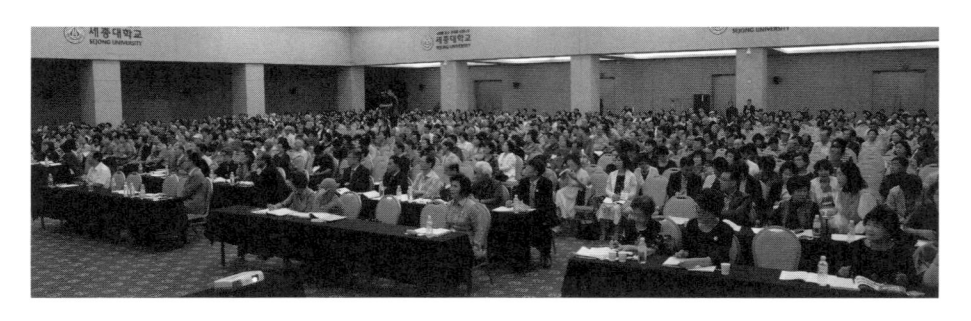

上は 2018 年にソウル、セジョン大学の韓日学術大会風景です。4 年ぶりに参加いたしました。私は脳溢血を発症して 10 年経過していました。今回は「手のひら先生スタイルの高麗手指鍼療法」の基礎理論の発表をいたしました。

　その 4 年前は「なぜ心臓を直接治療してはならないか？　東洋医学が 2000 年以上禁止してきた謎を解き明かす」という論文でした。

　1975 年に「十四気脈論」を発表の後、高麗手指鍼学会が設立されました。しかし既存の鍼灸師に普及することはなかったようです。戦後日本が撤退したあと、鍼灸資格を取得することが大変難しくなってしまいました。

　戦後既存の鍼灸師は四、五名、ネットで調べてみても五十名前後しか居なかったようです。

　手指鍼が生まれた 1970 年代は、鍼灸師の資格は韓方医の資格に変わりました。

　韓国では日本が占領していた間に、日本人の意識と同じように鍼灸師の社会における地位が低くなっていました。その後、鍼灸資格をなくすのではなく、韓方医と言う医師と薬剤師をあわせた資格の中に組み込みました。日本では鍼灸師資格は 3 年で取得でき、夜間に学校に通うことも出来ます。しかし韓国ではとてもハードルが高い資格になったのでした。西洋医のように医師資格を取得するために、6 年間学校に通わなければなりません。

　しかも韓方医が卒業し開業をして鍼治療を行うかと言うと、社会的に地位の低い鍼灸師よりも漢方薬局ないし韓方医の方を選びます。

　柳会長が高麗手指鍼を鍼灸師に広めようにも、そもそも鍼灸師の数が少ないのでは広めようがありませんでした。そこで民間療法の形にしました。韓国では鍼治療を受けられるのは、中産階級以上と言われていました。そこで自分の身体を自分で治せる比較的安価な高麗手指鍼治療は、人々に受け入れられまたたく間に広まったのでした。

　手指鍼学会で学んだ方たちのうち指導員の資格を得た方たちのところに行き、自分の病気にはどのツボに鍼を刺せばよいのかを習います。そ

の後に鍼と鍼管を購入して自分で刺して治すのです。

　このようにして高麗手指鍼は爆発的に普及していったそうです。ところがその中で独自に研究を重ねた方たちがいました。彼らの多くは金成万先生のように、40歳を超えて鍼治療に興味を持った人でした。
　日本でもそうでしょう。病気になれば最初は病院にかかります。しかしそこですべての病気が治るわけではありません。金成万先生のように、腰痛で全国行脚をする人もいたはずです。そして鍼で治って今度は自分が治す側になろうと考えても、その道はハードルが高いのです。
　日本のように専門学校制度ならば、比較的楽に資格取得は出来ます。しかし韓国では医学部に入るのは厳しく、年間100万円の授業料を6年間払わなければなりません。
　社会人が気楽に通って取得可能な資格ではなかったのです。
　そのような環境の中で独自に切磋琢磨した方たちが、其方此方で開業され評判を呼ぶようになったそうです。それは無資格の潜り営業になりますので、面白く思わない人たちもいました。2000年に韓国最高裁にて「手指療法を用いて人に施すのは、代価がなければ無罪である」と判決が下りました。
　日本では明治時代に電熱療法で治療を行った人がいましたが、当時は大審院と言われた最高裁で「憲法に定めた職業選択の自由」ということで無罪判決が下りていました。

　その後のちょっとした裏話をお話いたしましょう。
　ある時、韓国高麗手指鍼学会から「日本のある本の翻訳権をとりたいのです」と電話がありました。著者と連絡をとりたいのだが、もう絶版になっているので発行した出版社は関係がなく、著者と直接連絡をおとりくださいと言われたそうです。
　しかし「電話は鳴るものの連絡がつかないので困っている」というものでした。私も何回か電話しましたが、確かにベルは鳴るものの応答はありませんでした。後で事情は判明しましたが、何しろ急を要するとい

うことで、知り合いの出版社社長の仲介で版権はどうにか取得できました。

　著者はすでに亡くなられていましたが、其の本は高橋晄正東京大学講師が書かれた『漢方薬は効かない　中国二千年のウソを検証する　見逃せないこれだけの副作用（ベストセラーズ刊）』ほかでした。

　大学生の頃、家にあった週刊誌に「アリナミンは効かない」とか「グロンサンは効果がない」などの過激な見出しを覚えていましたので、いよいよこれを元に反撃開始なのだなと思いました。

　韓国ではこのような書籍は出版されたことが無いようで、韓国高麗手指鍼学会は日本在住の方からの情報でこの本を手に入れたようなのです。

　実は韓国人はそれまでどうやら漢方薬を世界一飲んでいたらしいのです。それがこのような題名の本が日本ですでに出版されていて、その翻訳を読まれた方たちは大きな衝撃を受けたそうです。そのような事情が有って、韓国では漢方薬の需要は激減したそうです。

　その翌年、私は一人で韓国高麗手指鍼学会を訪れました。会長が焼き肉をごちそうしてくださるということで、街を車で移動していた時「ここを見てください。昔は韓医師が密集していましたが、今はその３分の１に減りました。」と言われたのです。

　韓国ソウルの街は、秋葉原電気街のように同業者が密集しています。もちろん電気街もありますし、豚足屋、水道設備店、生地を扱うお店など同業者が密集しているのです。韓医師も同じように一角に集まっていたのが、どうやらあの本の影響で閉店してしまったそうです。

　韓国の焼き肉ですか？　その時、活躍していた女子プロゴルファーの実家が経営していた、大きな駐車場があるお店でした。せっかく馳走になったのにこんな事言うのは失礼ですが、日本の焼き肉の方が美味しかったです。もみダレとつけダレを分けたのは日本人の発想と聞きましたが、定かではありません。

その後、今に至るのですが、韓医師が職業として成り立たなければ、進学する生徒も減ります。あれだけ入学が難しいとされた韓医科大学韓医学科でしたが、今は比較的入りやすくなっていると聞きました。

　お隣の韓国は何事も激しい戦いが繰り広げられるということです。

　ところで高橋晄正講師には少々反論があります。と言っても彼はすでに亡くなられているので、聞いてもらえませんが。

　彼は医学部をでていますが漢方の実践家ではありません。彼が鍼灸と漢方の問題点を上げて切っていく中で、三焦と心包については、素人の言いがかりだと断言が出来ます。

　12経絡には肺経、肝経というように臓器と関連付けられた名前があります。

　左右の手首で計測する六部定位脈診だと、1箇所指が余ってしまいます。そこで数合わせに想像上の臓器、三焦と心包を考え出した。

　これが鍼灸師の中でもいつぐらいからなのかは不明ですが、言われ継がれてきたことです。

　二千年前の優秀な神医と呼ばれる方たちが、何も無いものを作り出すはずがないじゃないですか。

　古典では三焦は消化器系をまとめる臓器、心包経は心臓をまとう膜のようなものも含めた循環器として考えられていました。

　私が考える三焦は、胃・小腸・大腸をまとめる臓器、心包は心臓・膵臓・肺をまとめる臓器です。ただしこれは古典の概念で言われてきたものとは、全く別物かも知れません。このことについては、後で経絡論の中で語ることにいたします。

　ただ彼の論の中で「漢方薬で言う冥眩（メンゲン）は、統計処理をして導き出した結論は副作用だ」というのには納得できました。後に漢方を扱う大学教授たちからも、論文を読めば納得できるデータであり、今では漢方界でも副作用とされています。

　私も昔蕁麻疹で苦しんだ時に通った、有名漢方医に掛かったことがありますが、一度たりとも冥眩は起きたことが有りません。高橋さんの意

見には十分納得しています。冥眩はもちろん鍼治療においても、私は副作用と考えています。

日本における高麗手指鍼（間中喜雄博士　鍼灸トポロジー学武会）

柳泰佑会長は「十四気脈論」を韓国の鍼灸師会で 1975 年に発表し、その翌年北里大学付属東洋医学研究所東洋医学部長、間中喜雄博士を訪問しました。詳しくは「高麗手指鍼講座」日本語版などをお調べください。

当時の日本鍼灸は間中喜雄博士を中心に回っていました。京都の鍼灸トポロジー学武会には、キラ星のごとく有名な先生が集まられていました。

柳会長が、間中喜雄博士に知遇を得られたことで、一時は日本に高麗手指鍼のブームが起きたそうです。「気」の修行をされた、いわゆるお手当さんないし療術師と呼ばれる方に聞きましたが、チャーター機を飛ばして韓国ソウルで開催された、韓日学術大会に参加したそうです。

韓日学術大会は 1978 年から毎年のように開催されました。過去の写真を見る限り、多くの学会員が会場のホテルに押し寄せる状況だったようです。

日本でも日本大学歯学部や漢方会の重鎮の方々との交流が有りました。雑誌などでも紹介されています。しかし鍼灸師の会でも高麗手指鍼の体験講座など催したようですが、普及することはありませんでした。

ただいろいろなところで取り上げられたことで、なにか手を治療することで身体に良いことが起きる、そのようなことが私の耳にも聞こえていました。

間中喜雄博士はご著書『医家のための鍼灸入門講座（医道の日本社)』の中で高麗手指鍼を取り上げています。但し 389 ページ中 5 ページほどしか取り上げていません。

おそらく高麗手指鍼についてはその価値を理解していなかったのでしょう。会長に初めてお会いした当時「間中先生は日本で高麗手指鍼を

広めて貰う前に亡くなられてしまった」と仰っていた言葉が全てだったのでしょう。

　結局広く世に知られるまでになったのは、元都知事の青島幸男さんが司会をした、日本テレビの番組「追跡」内で、「末期の肺がんが元気になった」と金成万先生が取り上げられるまで、高麗手指鍼が広く知られることはありませんでした。

　日本国内で求められる高麗手指鍼の役割は、腰痛、肩こりの鍼ではなくこのようなものだと当時の私は思い、いずれは先生の域に近づきたいと願ったものでした。

手のひら先生スタイルとは

　手のひら先生スタイルは、理論もツボの使い方その他の技術も、従来の高麗手指鍼治療とは全く別物です。なお手のひら先生は商標登録済みです。

手のひらと脳の関係

　金成万先生のセミナーで、「手はなんか脳と関係があるらしいよ」とは聞いていました。しかし先生はどういう根拠でそういうのかは教えてくれませんでした。

　ある時ふと手にしたのが、京都大学助教授・上羽康夫氏の名著『手　その機能と解剖　改訂版（金芳堂)』で目にした図が、「大脳における手の領域」（Penfield & Rasmussen より）でした。

　大脳皮質の中央前回と中央後回は頭の中央を挟んで前後になります。前は第1次運動野と呼ばれ、後ろは感覚野になります。

　運動野は手のひらと顔が大きな部分を占めています。これが手のひらに鍼を打つことが、身体に刺すよりも効果があるというのは、このことかと思いました。手のひらと顔が運動野の実に90％を占めています。

身体に刺す鍼の経絡調整は、肘から先膝から下のツボで行います。足と腕が運動野にしめる率は手のひらに比べると遥かに小さいのです。おそらくその比率から言うと手のひらの刺激度のほうが大きくなります。運動野にしめる身体の部分比率を人形にしたのが、ホムンクルスとして知られています。後に高麗手指鍼学会でもこの考え方を公式に使用しています。

　進化と手の関係は『共通感覚論』の中で、進化論の立場から詳細に検討されています。

「我々は４億年前の魚、鳥、人間と進化の過程の中で変化してきました。人間が二足歩行をはじめ、原人からホモ・サピエンスになる過程での大きな変化は、脳の発達を圧えてきた眼窩上隆起の後退・縮小である。」

　人間が直立二足歩行を始めたことで、手の開放が進んだ。そのことは道具を造り、文字を利用し、声を発することにも寄与している。手の利用は脳の発達に大きく関係するのです。

脳溢血発症の原因

　前述しましたが、私はなぜ脳溢血を発症してしまったのでしょうか。好事魔多しという事だったのでしょうか？

　私は比較的早くから、ネットでの集客の重要性とコストパフォーマンスが良いことに気づいていました。ネットで自分の病気を治せるところを探して、はじめて鍼灸の体験をされる方が急激に増えました。それまで鍼灸院の集客と言えば、口コミと近所にチラシを配ることしかありませんでした。それがインターネットという、革命的な方法が出てきたのです。

　これは患者さんにとっても朗報であったのです。鍼灸院は行って治療を受けてみないと、どのくらい治せるのか分かりません。そもそも鍼治療でリウマチや癒着が治るとは、思ってもみなかったはずでした。それが治せると知って、遠くから来てくれたのです。

ところが間もなく、他の多くの鍼灸院もネット広告がコストパフォーマンスが良いと気が付きました。

　SEO 業者も増え、自らサイト立ち上げ、宣伝をする必要もなくなりました。お金さえ払えば Google の検索順位は簡単に上がった時代でした。まだ Google のアルゴリズムのアップデートが頻繁ではなく、SEO 業者に依頼すればたちどころに、検索サイトの掲載上位になっていました。

　そのため、それまでネット経由でこられた患者さんが激減しました。今から考えれば何ら焦ることも慌てることもなかったはずですが、一度成功を体験すると忘れることが出来ないのです。平日十人の患者さんが来られたのが、五人に減るとなるともう気持ちは焦るばかりになるのです。

　鍼灸専門院の患者さんは平均で1日三人なので、1日五人でも十分なはずなのに、成功体験の刷り込みというのは恐ろしいものです。

　自分でホームページを作成し、治療も一人で行っていたので、ストレスが溜まりすぎました。患者さんの高血圧は治せても、治療家は自分自身の治療が案外出来ないのです。それと過去を見てもこれという症例は見つかりませんでした。最近聞くキラーストレスの類だったのでしょう、その時点では誰も治せませんでした。

　発症メカニズムが分かった現在は、3本の鍼で簡単に治せます。

　40歳を超えて鍼灸学校で学び始めて、最も難しい科目が生理学と解剖学になります。最近は NHK の番組「シリーズ人体」などは、CG を使って理解しやすくなっています。実はキラーストレスと言う言葉は NHK の造語ですが、その説明が実に分かりやすいものでした。

　人類がまだ捕食される原始人の時代には、傷を負ったら致命傷になりました。その時代に出来上がったメカニズムが、我々の人体には今も残って働いているのです。

　扁桃体は恐怖に敏感なところで、そこが反応すると視床下部さらに副

腎皮質へと命令が届きます。副腎はストレスホルモンと呼ばれるコルチゾール、アドレナリン、ノルアドレナリンが分泌されます。

コルチゾールには炎症を抑える、免疫抑制、肝臓での糖の産生、筋肉内のタンパク質代謝等の働きがあります。アドレナリンは交感神経の伝達物質であり、心拍数を上げ瞳孔を開き、血糖値を上げます。この両者の働きで緊急時に身体は対処できるのです。

ホルモンは全身に広がり自律神経を興奮させ、血管が激しく収縮し血圧が急激に上昇します。さらに出血に備えるために血小板同士が結合し、血が固まりやすくなっています。

NHK スペシャル「シリーズ キラーストレス」を見たあと、すでに扁桃体と副腎のツボは見つかっていました。ちなみに副腎のツボは今まで考えられていた位置ではありません。

まず扁桃体の興奮を抑制するために 1 本刺しました。副腎は左右にありますから 2 本、興奮を抑えるため瀉と呼ばれる刺し方で治療しました。

すると 2 日目に身体が全く動かなくなったのです。キラーストレスを調節できていなかったのか、まだ扁桃体の興奮や副腎皮質の興奮が収まらず、ストレスホルモンの分泌が続いていたのかも知れません。

しかし、あれほど悩んでいた治療方法は、簡単に解決できてしまいました。

このあとで説明しますが、手のひら先生スタイルの全く新しい、臓器と脳神経のツボを発見していたことで、簡単にキラーストレスも治療できたのです。

手のひら先生スタイルが出来上がるまで

10 年ほど前の出来事でした。突然脳幹出血を発症してしまいました。いわゆるキラーストレスの結果、血圧が急上昇したのでした。最高血圧は 260 でした。緊急入院しました。入院 3 日目からベッドの上で治療をはじめました。3 週間で退院出来ましたが、帰宅してからも引き続き鍼

治療を行いましたが、一向に改善もせず変化すらありませんでした。

　このときの体験は脳を理解する上で大いに役立っています。脳は並列コンピューターの如く、見る・聞く・話す・動く・理解し考えることを同時にしています。しかし並列コンピューターなら、どこに障害が起きたとしてもそれ以外は正常に動くはずです。

　しかし、人間の脳は同じように活動していても、かなりの損傷を受けてしまいます。最もダメージが有るのが知的部分です。かなり低下してしまいます。身体が回復してくると、突然関心レベルが上昇し気がつくと、今まであれほど関心を向けていたものに、全く興味がなくなっている自分に気がついて驚くのです。

　今まで馬鹿笑いしながら観ていたＴＶ番組が突然面白さを感じなくなります。徐々に徐々にゆっくりと、元の自分に変わっていくのです。そしてついにクラシック音楽や小説を読む（ことが高尚というわけではないのですが）いつもの自分の姿に戻っていることに気がつくのです。

　脳の片隅のほんの一角の障害でも、脳全体が大きなダメージを受けます。したがって一部の神経を治療することだけではなく、全体を正常化する治療を同時に行わなければなりません。それが経絡調整でした。議論先行ではなく、実体験として経絡調整は鍼治療の根本なのです。経絡調整と単なる脳神経のツボ刺激では、翌日の身体の変化に格段の差を実感します。経絡発見は東洋医学の叡智なのです。改めて古代の偉大な治療家の功績に敬意を払うことになりました。

　発症後３ヶ月後には治療再開しました。１年後に両親が続けて亡くなり、その強いストレスが原因なのか、妹はパーキンソン病を発症しました。

　彼女には３年ほど従来の方式で高麗手指鍼治療を施しました。あらゆることを試しましたが、全く治療効果が出ませんでした。私の脳溢血後遺症の痙縮も一向に改善しませんでした。

　私は、これは高麗手指鍼に問題があるのではなく、足りない物があるからだと考えました。それが脳神経の詳細なツボです。

　脳に関しては東洋医学が確立した時、「黄帝内経」の中にも描かれて

いません。西洋医学でさえ脳の重要性を知り、分析解明が始まってからほんの百年ほどです。

　（カナダの脳外科医）ペンフィールドのホムンクルスは1947年ですから、70年ほど前になります。それは脳の解剖が簡単ではなかったことにあります。多くの解剖は罪人が処刑されたあとに行われていました。脳へ酸素が供給されなくなると、5分ほどで腐り始めると聞きました。日本の罪人はさらし首にされるので、杉田玄白も脳の解剖は出来なかったのです。
［注］ホムンクルス＝ラテン語で小さな人を意味する。

　脳の詳細なツボが描かれているのは、フランス人医師ポール・ノジェ博士が発明された耳鍼です。（Auricular medicine）
　中国でも後追いで耳鍼の研究を始めたと聞きました。私は発症する数年前から、高麗手指鍼の補完ができるものを探していました。それがノジェ博士の耳鍼でした。
　改めて著作を読むと、博士の研究は鍼の歴史にはない着眼点が有りました。それは位相（フェーズ）と脳のツボの研究です。
　博士の発想は誰も思いつかないものでした。コンデンサーを使うことで、手に電圧を掛けて脈をとり、そしてツボ探索を行います。電圧を変えると次々と位相が現れ、6相まで発見したようです。P・ノジェ著『耳介反射点便覧』間中喜雄監・福田育弘訳（たにぐち書店）。
　ただ残念なことに、日本では3相までの位相とツボしか見ることが出来ません。
　これは医師からの発想と鍼灸師からの観点が相まって、位相（フェーズ）の発想がでてきたのでしょう。この時点では何回も読み返してもその本質は理解できなかったものの、さしあたって耳鍼以外では現状は変えられないと思い、次の段階に進むことにしました。

　しかし、鍼灸師として踏み出す前に、高く大きな壁が立ちはだかって

いました。ツボを探し出すには実際の脳神経が必要です。鍼灸師は医療類似行為に属するので、日本では人間の詳細な脳神経を自由に購入することは出来ません。

　オーリングテストを開発された大村恵昭博士が創設された日本バイ・ディジタルオーリングテスト協会で、プレパラートになって販売されていますが、希望する詳細な試料は購入できません。

　探究心旺盛な鍼灸師仲間も、なんとかして購入できればと悩むのですが不可能でした。医療という壁と人体を売買するという倫理観に配慮して、日本国内では献体によって、医師が研究のためのみ脳細胞は手に入れることが可能です。

　自分の身体を治すのには必要不可欠であり、妹のパーキンソン病を治すのにも絶対必要とするものでした。

　頭の隅々になにかヒントがないかと探しました。そこに糸口が見つかったのです。メールをするとそれこそ私にとっては神様みたいな方が、ここに相談してみろと教えてくれたのです。

　いろいろな方のご協力も有って、販売しているすべての脳神経細胞は数年で揃いました。揃えばツボ探しです。一人でしたが、ツボを探す技術はすでに整えていましたので簡単でした。

　位相（フェーズ）についてはノジェ博士の方法が分からなかったので、これも独自に開発した技術が有り、その応用で賄うことが出来ました。

　プラパラートにするには脳神経を100万分の1にスライスし、ガラス面に固定します。それを医学のためとは言え、商品として販売するのです。

　日本国内では輸入することは禁じられていませんが、日本では検体検査のために「検体」から採取されたものは、医師のみが研究目的だけに作成できるのです。

　アメリカでもこのことは問題になっています。しかし医療の進歩にはこのようなことは、倫理問題が有っても必要なことなのです。現に私の今の治療法に至るのは、米国の会社のお蔭なのですから。

さて、ノジェ博士の耳つぼは、位相ごとにすべてが描かれます。手の
ひらに落としていったツボは、耳のツボとは大きく異なっていたのです。

ノジェ博士の書かれた本には続編として、位相は5と6まで描かれる
ことが決まっていましたが、続編は発行されませんでした。

耳鍼はイギリスやアメリカで研究が盛んです。しかし読めないながら
取り寄せた本には、位相のことは書かれていません。ノジェ博士のあと
を引き継いだ方たちは、位相のことが分からなかったのかも知れません。
第1位相の図の説明しかありません。

日本では耳鍼の研究の多くは中国式です。中国の研究には位相の概念
すらありません。

では博士は位相をどのように考えていたのか、本の隅々まで読みまし
たが書かれていませんでした。各位相にはすべてのツボが、場所を変え
て描かれています。しかし、例えば大脳皮質のツボが、第1位相から第
6位相まででてくるとしたら、どれをどのように使い分けるのか、その
使い分けも書かれていません。

ツボを見つけるまでの努力と時間とが無駄になりそうでした。一旦鍼
灸を離れて考えることといたしました。

そこで、出会ったのが『生命形態学序説（三木成夫著　うぶすな書
院)』でした。

三木氏は元東京芸術大学教授です。1925年香川県生まれ。東京大学
医学部を卒業後、東大解剖学教室、東京医科歯科大学解剖学助教授、東
京芸術大学助教授を経て教授になられました。

ご著書のコンセプトは東洋医学の考え方と同じです。宇宙の根源現象
「らせん」と「リズム」の中に我々は存在するという、ゲーテの考え方
を引用して説明されています。

さらに生物の祖先に思いをはせ、どこまで還る事ができるのだろう
か？と探ります。母親の胎内にいる胎児の顔貌は、受胎後32日、35日、
36日、38日と変化を見せます。それらは我々の祖先であっただろう、
約4億年前の古生代デボン紀、2億年前の中生代三畳紀、1億5千年前
の中生代ジュラ紀、そして5千万年前の新生代第三紀の生物の特徴に似

ているのです。

32日は魚類にある鰓裂が見られ、34と36日では両生類の鰭と水かきが現れます。38日の頃は5本指が現れるのです。

原始生物に腔腸動物がいます。ヒドラが知られていますが、1本だった筒が進化すると螺旋が現れて、上は心臓がその下に胃袋が、そして小腸と大腸が形成されて行きます。

進化とともに内蔵も変化を見せるのです。

4億年前の魚から鳥になり人間になる過程で、脳像の比較を見てみましょう。(P76の下の図)

魚の時代にはすでにほとんどの臓器が備わっていることが分かります。鳥に進化すると鰓（えら）が肺に変わります。心臓のポンプが2サイクルから4サイクルにも変化します。魚の時代には戻ってきた血液を身体に送るだけのポンプが、一度血液を取り込んだあと肺に送ります。肺でガス交換した血液は心臓に戻され、そこから全身に送られます。

なぜこのような複雑な機構にしたのかと言うと、肺という空気呼吸をする臓器が増えたからです。鰓は泳いでいるうちの取り込んだ水を、鰓に通すだけで酸素を取り込めました。しかし呼吸と血液循環は別物でした。進化して酸素を取り込む肺自らは運動出来ないので、血液を送ってもらわないとならないのです。

さらに魚から鳥に進化する時に免疫システムが新たに備わりました。外敵から身を護るリンパ球は時として自らをも攻撃します。そのリンパ球がリウマチを起こす原因にもなります。

一方、癌は自らの細胞が癌化するので、このリンパ球は癌であっても、味方と認識してしまいます。そこで癌は敵として認識できる、ヘルパーT細胞というリンパ球が必要になりました。

鳥の時代にはそれが備わってきます。胸腺とファブリキュウス嚢が出来ます。人間は胸腺だけです。

鳥と人間の臓器は同じですが、1点だけ人間にしか無い臓器があります。それが子宮です。

この事に気が付き根拠にして、位相（フェーズ）の意味を解明しました。フェーズ・ワンは「魚の時代」、フェーズ・ツーは「鳥の時代」、フェーズ・スリーは「人間の時代」に現れたものなのです。

　フェーズ・ワンのツボは、今まさに高麗手指鍼学会が描いたツボと一致します。魚の時代のツボです。

　フェーズ・ツーに現れるツボの数々はどの時代のツボか、この時点では確信は持てませんでした。肺のツボの位置は今までの位置とは異なります。

　フェーズ・スリーのツボも次々に発見しました。フェーズ・スリーはいつの時代なのでしょうか？

　ここまではオーリングテストとオーリングテスト試料を使って、それに私が考案した器具を使って、フェーズ・ワンからスリーまでのツボを発見してゆきました。まだフェーズ・ツーとスリーはどの時代化は説明できません。

　同じ工程で今度は脳神経試料を使って、同じように大脳皮質中心前回、中心後回、大脳基底核、視床などと相応するツボを発見してゆきました。フェーズ・ワン、ツー、スリーと決して重なることはありませんでした。

　ここで脳について調べました。進化論も含めて脳について、その構成を見たのです。すると図に描かれるように脳は3層になります。

　下から脳幹と呼ばれる部分があります。ここの役目は血液循環や体温調整、呼吸のコントロールセンターです。ここはまさにフェーズ・ワンの魚の脳に相当します。

　その上の層は大脳辺縁系です。有名な海馬と呼ばれる、短期記憶をする場所があります。また大脳基底核と呼ばれる部分には、運動のコントロールをしている重要な部分があります。ここに障害が起きるとパーキンソン病に見られる激しい震えが起きます。

　その上は大脳皮質と呼ばれて、ご存知のように人間らしさの象徴はここから生み出されるとされています。

　ここでオーリングテストについて、知りうる限りのことでご説明いた

します。

　詳しくは日本バイ・ディジタル・オーリングテスト協会がありますので、ご参照ください。

　オーリングテストはニューヨーク在住の大村恵昭博士（1934年生まれ）が、1970年頃に発明された診断方法です。1993年には米国特許を取得されています。正式名称は、バイ・ディジタル・オーリングテスト（Bi-Digital O-Ring Test）です。

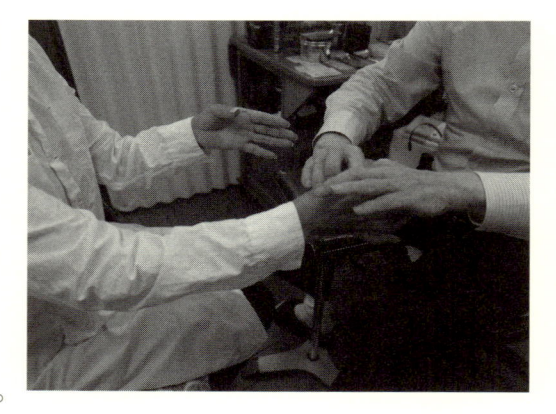

　典型的なテスト方法を説明します。まず被験者の親指と薬指を丸めさせて、オーリング（輪）を作らせます。その輪に検者が左右の親指と人差し指で輪を造り、被験者の輪にその2つを通します。

　被験者の力のほうが強ければ人差し指を小指に変えます。弱ければ中指に変えて力関係を見極めます。少し被験者の指が開くぐらいが良いのです。

　さらに被験者の開いた方の手を身体に当て、そこにオーリングテスト試料を乗せることで、様々なものを検査できるのです。

　この検査は一見単純で簡単な方法に見えます。最初は見よう見まねで訓練もなしに行って失敗したり、よく理解も訓練もない人間が、人に教えたりしたことで事件になったことがありました。

　ただ基本理念を理解し訓練を重ねれば、これほど簡単で使い勝手の良い診断方法はありません。

　当初、博士は西洋医学的な厳密性厳格性を目指していましたが、今はこれも「気」の世界に属するものと理解されています。それだからこそ厳格性を持って訓練が必要と私は考えます。

　免疫は3箇所で計測しています。フェーズ・ワンからスリーまでです。

最近気がついたことは、原始免疫リンパ球がリウマチの原因で、安保徹教授はそのリンパ球を同定しました。

　リウマチの状態が改善するに伴い、フェーズ・スリーの免疫診断点から改善されていきます。

　さて、ノジェ博士の方法とは異なる方法で、三つのフェーズに分けてツボを描きました。フェーズが誤っていたら、治療方法もまた間違ってしまうことになります。

　そこでバイ・ディジタル・オーリングテストが働くのです。このテストの根本原理は共鳴現象にあります。共鳴するとそれに脳が反応し、指に力が入り開かなく（クローズ）になります。共鳴しなければ開（オープン）きます。

　フェーズ・ワンに描かれた臓器代表点に当たるツボが、フェーズ・ワンの脳神経のツボが描かれたものと共鳴すれば、両者が一致して証明されたと言えます。

　確かにフェーズ・ワンからスリーまでは一致しましたので、高麗手指鍼でも手のひらの中に位相（フェーズ）が描くことができることになりました。

　人間の進化に伴う臓器の進化もまたツボとして進化したことが分かり、治療も変わって来ます。例えば、肺という臓器は治療が難しいと言われています。西洋医学では呼吸とともに常時外気にさらされて、環境にも細菌にもさらされています。そこで最も侵されやすいのが肺と言われています。

　東洋医学でも肺疾患は治療が難しいと言えるのではないでしょうか。今までの研究から分かるのは、高麗手指鍼の肺のツボの位置は、描かれているものとは全く違った位置にあります。鰓から肺に進化してきたので、ツボの位置もまた変化したと言えるのです。

　ここまでをまとめてみましょう。

　手のひらには３相（層＝フェーズ）に分けられるツボが描かれます。

内臓器官と脳神経はそれぞれ別に描かれるのです。すなわち6枚のツボの図を描くことができるのです。

　それが理解できると、進化の段階ごとに変わってきた臓器、心臓・肺・胸腺・子宮は、ツボの位置を根本的に見直さなければなりません。

　さらに金成万先生が嘆かれていた言葉「初心者が治療しても、時にベテランと同じ成果を出すことがある」は、手のひらに限ったことなのですが、従来のツボすなわち臓器のツボと、脳神経のツボが重なっているのです。

　それもフェーズはスリーまであるので、手のひら全体にその現象が現れるのです。初心者もベテランもそのことは知りません。胃がおかしいと言う患者さんの治療で、胃に効くツボに鍼を打ったはずが、実は脳の重要なツボを調整していたことになるのです。

　知らずに鍼治療をしたことが効果を出したので、その治療法には再現性はありません。

臓器	魚	鳥	人間
肝臓	◎	◎	◎
胆嚢	◎	◎	◎
心臓	△	◎	◎
小腸	◎	◎	◎
膵臓	◎	◎	◎
胃	◎	◎	◎
肺	×（鰓）	◎	◎
大腸	◎（小腸）	◎	◎
腎臓	◎	◎	◎
膀胱	◎	◎	◎
胸腺	×	◎	◎
卵巣	◎	◎	◎
子宮	×	×	◎
耳	△	◎	◎

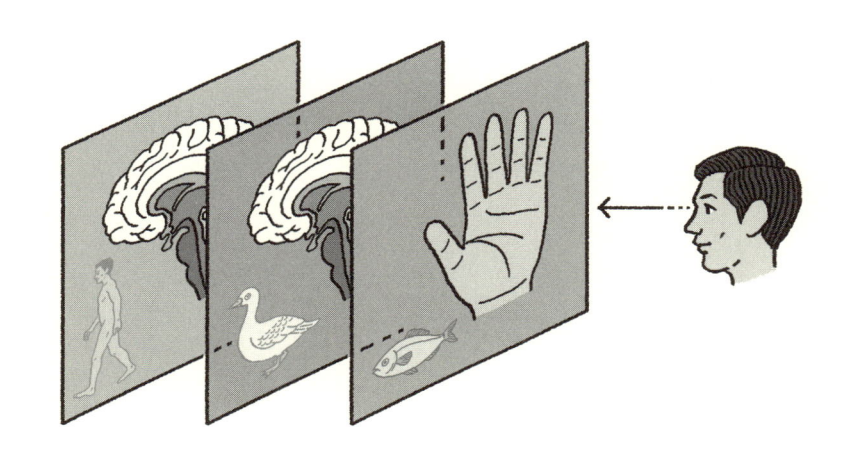

　この図の見方をご説明いたします。人々は手のひらを見ています。これがフェーズ・ワンになります。4億年前の魚の時代を見て、魚の時代のツボを見ることになります。

　真ん中が鳥の時代になります。脳の大脳辺縁系が発達してきた時代に当たります。フェーズ・ツーになります。

　そして手前が600万年前の人類の時代で、大脳皮質が発達した時代です。フェーズ・スリーになります。

　なぜこのようなことになっているのでしょうか。それは脳神経の仕組みにあります。ではなぜ手のひらだけにこのような現象が起きるのでしょうか。

　耳鍼にはどのフェーズにも、臓器と脳神経のツボは重ならないでまとまった区域に描かれています。それが今まで説明したように、臓器と脳神経のツボが手のひらでは重なってしまうのです（カラー口絵「脳像の比較図」参照）。

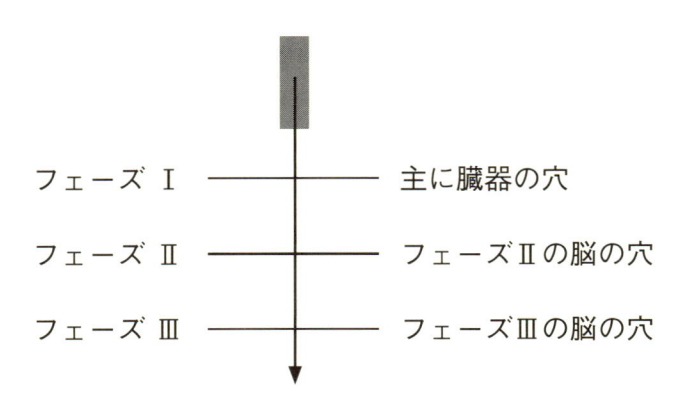

フェーズⅠ ──── 主に臓器の穴

フェーズⅡ ──── フェーズⅡの脳の穴

フェーズⅢ ──── フェーズⅢの脳の穴

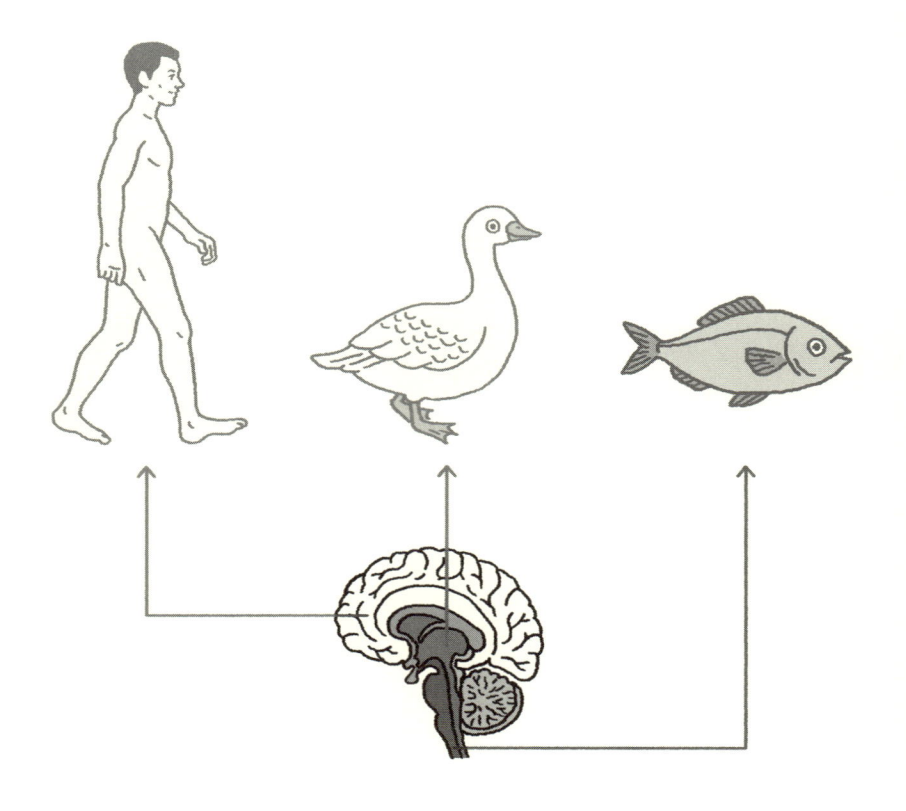

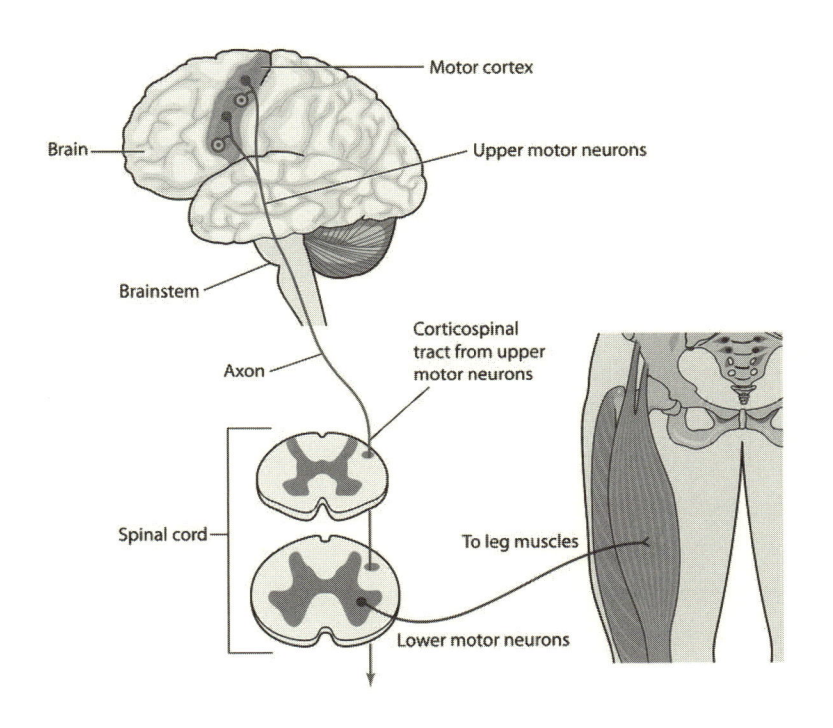

　大脳皮質中央前回は第１次運動野があるところです。ここで命令が発せられるとします。命令は頸椎の２番あたりで二つに別れます。右中心前回からの80％は左半身に、20％はそのまま下に直進すると言われています。

　右脳が脳溢血を起こすと左半身に障害が起き、左脳に障害が起きると右半身に障害が起きるのは、このメカニズムによるものです。

　注目すべきはフェーズ・スリーの命令は、フェーズ・ワンの魚の時代に備わった脳幹を必ず通過しなければなりません。延髄を通り脊髄を経過して手足に命令は伝わっていきます。フェーズ・ツーの命令もフェーズ・ワンを通過します。これがフェーズ・ワンにフェーズ・スリーとツーのツボが映り込む、私はこのように理解しました。

　映り込んでいるツボはフェーズ・ワンのツボと重なっています。したがって、考えていた臓器のツボを刺激し、鍼を刺したら思った以上の成果を出したというようなことが起きるのは、臓器のツボに脳のツボが重

なっているために、脳刺激をして思ぬ効果を出すことがあるのです。

　これが高麗手指鍼のみが他の鍼治療に比べ、高い効果を導き出せた原因だったのでしょう。

　まだ本文の途中ですが、お断り申し上げておきます。それではそのフェーズごとの図を公開しろ、と言う意見が出る可能性についてです。

　ノジェ式の耳鍼はツボが公開されています。しかし治療のどこまでが可能かは書かれていません。またツボ刺激の鍼治療なので、東洋医学の鍼治療とは根本が異なります。

　身体に鍼を打つ伝統的な治療は東洋医学ではありますが、果たして治療の場として各フェーズを描くことができるでしょうか？

　いまこの文章をお読みいただいて、ほとんどの方が理解できないと思います。なぜなら高麗手指鍼は柳泰佑会長が50年に及んで日本で広めようと努力してきましたが、しかし全くと行ってよいほど知られていません。

　原因を挙げるとすれば次のようなことだと考えられます。

1. 日本には伝統的な鍼が根付いている。腰痛・肩こり治療で激しい痛みを伴う高麗手指鍼の入り込む余地がない。
2. 日本で高麗手指鍼に求められる役割は、金成万先生が行っていたような、既存の治療にはない、癌や難病治療ができる鍼治療です。
3. 日本には医療類似行為以外にも、カイロプラクティック・オステオパシー、整体、気功療法、ヒーリング療法、直傳靈氣やレイキ、リラクゼーション、タイ式マッサージ、アーユルベーダ、足揉みまたはリフレクソロジー、その他数え切れないほど鍼灸治療と競合するものがあります。
4. 腰痛肩こりなら健康保険がきく整形外科と整骨院が有ります。患者層が異なるのですが、料金から見れば競合することが多いと言えます。

このことから考えうるのは金先生亡き後に、このニーズを満たす高麗手指鍼は手のひら先生以外には現れなかったことです。それは韓国の中でも同じことが言えるかも知れません。

　手のひらという中国人も考えつかなかった気脈を発見された、柳泰佑という方はやはり天才と言えるでしょう。ただそれに続く治療家が出現してこなかったのです。金成万先生や同じく金教授といえども、治療の中心が「気」のパワーを駆使すること以上の何者でもありませんでした。だから伝えられない治療だったのです。

　東洋医学は文化です。勘違いしてはいけません。本や図をみて鍼を刺したからと言って、たまたま痛みが消えたとか腰痛、肩こりが治った場合があるかも知れませんが、内臓疾患や脳卒中後遺症、免疫疾患には、1回目の幸運が起こったとしても、2度目の奇跡は決して無いのです。医療は常に再現性を求めるべきです。

　過去の鍼灸治療では、やったら治ったが2度目は失敗でした……が多いのです。発表されるのは「1症例ですが」とクレジットが入ったりします。それは鍼灸治療が二千年前の「黄帝内経」から、一歩も抜け出していないからです。

　やった、治ったでは現代の人々には通じませんし、これから東洋医学の存続も出来ません。鍼治療の場所を代えたり、鍼の種類を代えたりといった小手先の変化では、腰痛、肩こり以上には変えられません。治療の結果は治療家個人の「気」のパワー次第というのは止めにしましょう。

　東洋医学は試験管の中で実験検証は出来ませんが、理論に基づき治療を行って、その成果として再現性ある効果を出すことで、東洋の科学、東洋哲学の科学として存在するのです。

　最初、それは「気」の修行から始まります。鍼治療は見た目は単純ですが、実はシンプルなほど、学び習得することは難しいのです。

　私の学生時代にある先生が言っていました。

「古典の中からトピックになるものを抜き出して、ワープロでまとめていた。そこに偉い先生が通りすがりに『それ著作権違反だよ』と言いましたが、講義が終わってから近づいてきて、まとめたらそれを私にもく

れ」、この世界は何かと著作権に関しては問題があるのです。

　セミナーや講座には積極的に参加しました。同級生が語ったことは「先生方は今話していることと、実際治療院で行っていることとは全く違うのだよ」。先生は流派として理論を教えているのだというわけです。

　上級生になって様々な事情が分かり始めて来ました。ある先生が生徒たちの授業態度が悪かったからでしょう、このようにきつい口調で諌めていたことがありました。

　（先生方に敬意を払わなければ）「先生方は『この鍼の響きはあの病気かもしれない』と分かっていても、決して教えないし本には書かないものだ。」（授業料払ったからといって、先生方からは決して教えてくれないのだ。）

　1年生のうちに授業もまだ始まったばかりなのに、有名らしいということだけで本を買っておきました。2年生になった頃に扉を開けてすぐ気が付き理解しました。これは使えない、教える気はまったくない、そう理解できました。

　なぜなら一つの疾患に10から20のツボの名前が羅列してあったのです。初心者の私でさえ分かりました。教える気がないか、または使ってもいないツボを、書いていて惑わせていることを。

　鍼灸師の中には100本も刺す方がいるようですが、経絡治療を行う方で置鍼をする人でさえ、経絡調整のための鍼を入れても20〜30本ぐらいの鍼を同時に刺すだけです。これは先達たちが患者さんの苦痛を減らそうと、長い間苦労した結果なのです。特に重要なツボは数えるほどなのです。

　高麗手指鍼の私は未熟なので、かなりの本数鍼は刺します。経絡調整に、最大左右の手に24本使います。免疫調整は12本から16本です。左右の脳のバランスを取るために2本です。さらにここで開発したツボあたりの刺激度（医師が言うドーゼ）を計測できるようになりましたので、脳溢血後遺症では1箇所4、5本になり合計15本です。リウマチ患者だと原因となる免疫の調整箇所には、1点9本まで刺したことがあります。合計36本は多いので18本に留めましたが。

このドーゼについて過去に考えた方たちはいらっしゃったかも知れません が、根拠ある診断方法は見つけられなかったのでしょう。そのような文献は寡聞にして見たことがありません。このドーゼについては項を改めて解説いたします。

　セミナーの最後に生徒が治療について質問すると、ほとんどの先生方は一瞬戸惑いながら答えます。その患者を診ないで答えることは出来ないからです。そしてツボ名を挙げたとします。しかしそのツボに鍼を打つ前に、先生方は膨大な時間、治療経験を積まれています。「気」の修行を多かれ少なかれ行っています。生徒とは治療の場において共通感覚は持つことが出来ないのです。

　つらつら考えると、昔も今もそうですが鍼灸師の先生方は、みな弟子入りを経験し、それこそ苦節十何年も苦労し、そして開業し学校の講師になったのです。独自の技術を開発し、先生から秘伝なるものを教えていただいたのです。簡単に教え伝えるはずが無いのです。

　それを公開して何のメリットがありますか？　教えることで下手な治療をされて、悪評を広める危険性が大いにあるのです。

　外科医師が新たな手術方法を開発し、学会で発表したとします。他の医師たちが学び検証してそれが高い評価を得れば、その教授は小さな病院からより大きな病院・大学病院に招かれるかも知れません。研究の場も待遇も報われる社会になっています。

　一方、教えてもらった生徒が鍼を打って効かなければ、生徒はあの先生の言うことは信用できない。そう言われる危険性があるのです。

　今まで述べたこと、高麗手指鍼のフェーズ理論、「気」の基礎から学び鍼治療法へと進みたい方のみに、「手のひら先生スタイルの高麗手指鍼講座」を設けておりますので十分にご検討の上お申し込みください。最後の説明をしています。

　鍼そのものが画期的なだけ入会の審査もお金を払えば通過する、そのようにはなっていません。また授業が始まっても、この生徒は学ぶべき

ではないと判断したら、退会してもらいます。再度条件等じっくりお読みいただき、熟慮の上お申込みください。もちろん自主退学も自由です。

　手のひら先生スタイルの高麗手指鍼治療としている、手のひら先生が行える治療は、免疫疾患や脳卒中後遺症、癌までを治療範囲に出来ます。
　したがって、分かりもせずにフェーズごとのツボを間違って使ったとしたら、効果がないばかりか病状を悪化させることがあるでしょう。そのような危険性も予測して置かなければなりません。

　私は何度も言いますが、次世代に続く医療として高麗手指鍼を伝えてほしいのです。それには「気」を含めて基礎から学ばなければ身につきません。
　金成万先生に習い始めた最初から、この鍼は既存の知識では使いこなせないことを知り、頭をハンマーで殴られるような衝撃を受けた記憶は今でも鮮明です。
　身体を左右に分けて診断し鍼治療を行う。これを知っただけでもその先どうしたら良いの？と普通の鍼灸師なら考えるはずです。今まで経絡は１本でその中を「気」が巡っている、そう覚えていたのが壊される。今までの知識が崩壊するのです。
　右手に14の気脈があり、左手にも14の気脈が描かれる。それぞれを別に診断する必要性が出る。ここで鍼灸師の思考はストップしてしまいます。脳は左右に別れていてそれぞれが半身をコントロールしていることを理解すれば、治療も左右に分けて考えるのは自然なことなはずですが、鍼灸師の頭の中は簡単には切り替えられないのです。

　鍼を刺すには診断を行います。日本の鍼灸学校では六部定位脈診を習うはずです。これは全身の一つとして見るので左右に分けるという発想そのものがありません。人迎気口診は手首の気口と首の人迎のツボとの、脈の大きさの差を診断するので、左右を区別出来ます。
　後に習った入江式フィンガーテストは、「気」そのものを捉える目的

で開発されましたが、習い使っていくうちに大きな問題があることに気がついたのです。金成万先生が「フィンガーテストは使えないよ」と仰っていたことが理解できました。

「気」の流れは身体では陰の部分を日に25回、陽の部分を25回巡ると「黄帝内経」には書かれています。秒速50センチに当たるそうです。手のひらに当て嵌めると5センチになります。それを一瞬のうちに捉えることは神業に近いものが有ります。

高麗手指鍼は歴史ある鍼灸の系譜は継いでいても、実は考えを根本から見直さなければならないと気が付きました。入江式フィンガーテストのセミナー参加で遭遇した光景も思い出せば、この問題からだったと今は振り返ることが出来ます。その後この問題は器具を使うことで解決しましたが、「気」を捉えられるまでは数年の努力が必要でした。

手のひら先生スタイルの高麗手指鍼の治療方法

まず診断です。鍼灸学校ではカルテに様々な項目が有り、親兄弟から家族の病歴まで、聞き出し書き込むように習いました。私はそんなことは無駄なことと思いました。なぜなら患者さんは親兄弟を背負っているわけではなく、今ある自分の病を治してもらいたいから来ているのです。

腰痛、肩こり鎮痛治療を脱するための経絡治療であったはずですが、根本から治すそのメカニズムは、実は自然治癒力と呼ぶブラックボックスに頼る、いわば丸投げでした。西洋医学で解明されてきた人体のメカニズムを取り入れようにも、未だにそれの解明はなされていません。

1. 診断方法

これは今述べた入江式フィンガーテストを使います。最初習った時は六部定位脈診との併用をしていました。経験を重ねることで自信が付きましたが、ある時全く診断が出来ないことに気が付きました。そこで金先生のあの言葉を思い出しました。

その言葉とは「フィンガーテストは使えないよ」でした。なぜ？と思いましたが経絡を考え、「気」の流れの速度を考えれば、フィンガーテストそのままを使うことは出来ないのです。

　そこで器具を考案し実験し、今は入江式フィンガーテストを使っています。これは日本人が発明した「気」そのものを捉える、人類はじめての診断方法だからです。それがその器具です。写真にあるように簡単なものですが、そこに行き着くまでが大変なのです。

「気」をとらえることがなぜ重要なのかと言うと、鍼治療にとって経絡がどのような状態になっているか、とらえた途端に治療のすべてが決まった、終了したと言えるからです。

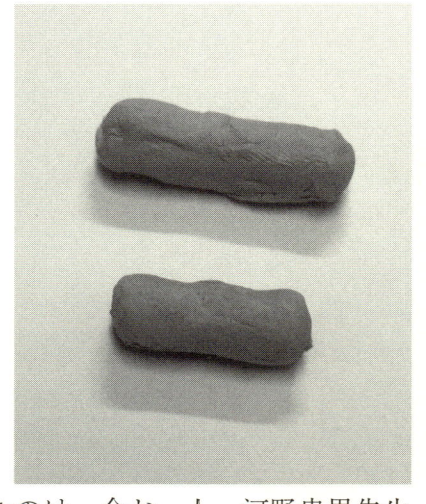

　指に磁石の性質が有ることを発見したのは、今お一人、河野忠男先生がいらっしゃいました。しかしその詳細を理解していないので、ここではお名前だけ紹介しておきます。

　繰り返し言うようですが「気」の流れの速さを捉えることは至難の業だったので、六部定位脈診や人迎気口診が発明されたのであろうことは十分に推測出来ます。

　と言っても便利な入江式フィンガーテストは、高麗手指鍼を行うには簡単で便利です。

　それをなんとか使いこなせないかと思案していた中で、生まれた器具でした。これは後にフェーズ・ワンからスリーまでの内臓と脳神経のツボの発見にも役立ちました。

　経絡調整は12ある中で三つまでと言われています。規則ではないですが、それ以上の調整は治療効果をお互い打ち消し合う可能性があるからです。

　そこで今では簡単に時間短縮できる診断方法を考案しました。

手のひらの指は内臓と関連付けられています。

親指で陰が肝臓陽は胆嚢を診ます。人差し指は陰が心臓、陽が小腸です。その他三焦と心包と言う、想像上の臓器と言われてきた臓器の「気」も診ます。中指は陰が膵臓、陽は胃の「気」を診ます。薬指は陰が肺臓、陽は大腸です。最後の小指は陰が腎臓、陽は膀胱を診断します。

2. ニードルキーパーの写真は前に掲載しました。特許をとりました。特許番号411746号です。これを使用して、経絡調整の「気」を強めるようにします。リウマチ・パーキンソン病・がん治療に使用します。

3. ツボに鍼刺激をどの程度与えるか、鍼を何本刺したら良いのかは、鍼灸師は議論してこなかったし、また出来なかったのではないかと思います。
それは、それを計測できる尺度になるものがなかったからです。あるツボに鍼は1本なのか、2本必要なのかは、実は重大なことだったはずです。
それが今まで何故問題にされなかったのでしょうか？
身体に刺す鍼の場合は刺入してから、そこのツボに「気」を通じさせたい時は、刺した鍼を持って上下させたり、あるいは左右に捻ったりして患者が痛みを感じるまで行います。感じた時点はドーゼ（刺激量）が適量であったところです。
治療前に診断する方法はありません。

ところが開発した器具は、最初は他の目的でしたが、ある時に試してみるとあるところから反応が変わるのです。限界値または閾値なのでしょう。

その限界値まで鍼を刺す時は、補瀉を診断したら経絡に沿って刺すか、逆らって刺すかを決めなければなりません。

何か分かったぞと思いましたが、そこに１個 MGOT と名付けたこれを加えました。するとオーリングが開き始めるのです。

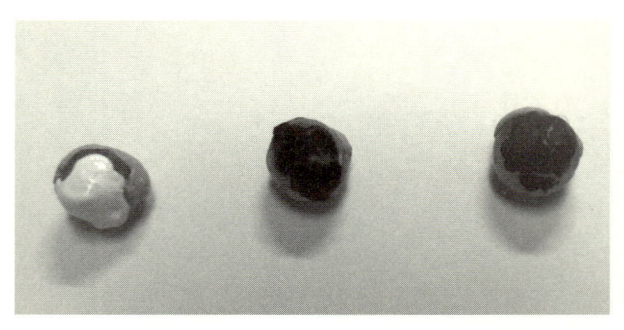

　これはどのようなことを意味するのか考えました。思いついたのが「陰極まれば陽となり、陽極まれば陰となす」の言葉でした。

　たとえ話ですが、この社会では極端な左の思想、いわゆる極左の人間が、極右の人間と話すと意気投合するなどと言われることがあります。極限までいくと、突然別世界が開けるようなことでしょう。

　これは試してみなければなりません。まず自分の痙性麻痺のドーゼからです。第１次運動野には鍼は１本だけ刺していました。ここを診断してみると３本が必要と出ました。

　ここで補瀉を考えますが、もう補であることは分かっています。そこで今ひとつ MGOT を乗せると、オーリングテストの指は開放されました。これはどういうことなのでしょうか？

　検証しましょう。

　鍼を３本経絡の流れに沿って３本刺します。オールリングテストでクローズになります。この場合は３本が正解です。

　MGOT4 個でオープンになるので、鍼を４本刺しました。すると指はオープンになりました。５本刺しても６本刺しても、同じようにオーリングテストの結果は同じです。

　鍼を経絡に沿って３本刺します。補の鍼です。オーリングはクローズです。

　鍼を１本加えると指は離れてオープンになります。

　鍼を３本経絡に沿って補の鍼を刺します。オーリングがクローズなことを確認します。そこで磁石を使って経絡の働きを止めます。

　当然磁力の影響で指は離れオープンになります。その状態でさらに鍼

を1本加えて刺します。すると磁石によって開いていた指は、クローズになってびくとも開きません。

　試しに鍼を1本さらに刺すと指はオープンになってしまいます。さらに1本刺してもクローズにはなりませんでした。

　考えると陰陽の転換するところは、たった1箇所ということが分かりました。その閾値は4本です。補瀉はこの1本で解消してしまうのです。

　試しに自分の痙性麻痺治療に、大脳運動野手足顔に当たるツボに、鍼は4本刺すことに決めました。翌日からの身体の動きの感触は良くなりました。感覚野の治療はしていないはずですが、感覚も良くなました。

　リウマチ患者さんにこれを試して診断したところ、なんとリウマチに関係する免疫診断点には、9本も必要なことが判明しました。

　今まで劇的とは言えないでも、もう少し早く治療成果が出ないかと、もどかしい思いをしていたのは、どうやらドーゼの量が少なかったようです。

　最初の挨拶で紹介したリウマチ患者さんは、この方法を加えてから改善速度がより早くなった気がします。

　その前にも改善点がいくつかあって、それに効果が上乗せしたような改善度でした。

　4. ツボの選定
　腰痛、肩こり鎮痛治療について、高麗手指鍼ではツボの選定は重要ではありません。

　前にも述べましたが手のひらに刺すメリットは、脳への刺激が他の場所に刺すよりも効果が高いからだと言えます。

　痛みは脳が感じています。手足の傷の痛みは脳が感じているのです。「腰痛なのに手に鍼を刺して治るの？」まさに金先生が発した言葉と同じです。

　しかしフェーズ・ツーとスリーの臓器と脳神経のツボは、重要なのでツボ選定が必要になります。臓器に関しては魚の時代にほぼ揃っていた

ので、大きな問題は生じません。効果が出にくいだけです。

　脳神経に関係する場合は、厳密に脳神経のツボを選びます。臓器に関しては肺と子宮ぐらいでしょうか。心臓に関しては特殊な考え方をしなければならないので、そこで詳しく説明いたします。

　5.　ニードルキーパー（特許登録済み）
「気」となにか？　特に経絡を流れる「気」は電気と同じです。したがって重篤な病気になった場合、回復力が小さくなっているのでそれを補完してやらなければなりません。

　古より伝えられていることは「鍼灸師の気を患者さんに与えて、病気を治すのだ」ということです。しかし「気」のパワーに関して私は自信が持てないので、これを考案しました。

　このニードルキーパーを指に装着します。鍼を打ちゴム挟んで保持させます。

　経絡診断して補にするか瀉にするかを決めます。プラスマイナスが決まったらクリップを着けて電気を流します。

　すでに装着したあとの写真は掲載しているのでご覧ください。

　6.　CD と呼んでいる鍼の刺し方
　最初の頃の当院の患者さんは腰痛、肩こりの方でした。それがしばらくすると軽い坐骨神経痛患者が来始めました。しばらくすると激痛を伴う坐骨神経痛患者が来るようになりました。

　なんとか早く確実に治す方法はないかと、それこそ考え抜いたのです。結論を出すまでは試行錯誤、思いを巡らしましたが、解決方法が出てしまえば見た目どおりの簡単な方法です。

　発想した当初は経絡を流れる「気」の調整促進とか、血液循環を促す効果を考えていました。結果が伴うとそれが正しいと思うようにしていました。

　微妙な言い方ですが、それで結果が出ていたのです。

　患者さんには激しい痛みの中で「3回の治療終了後は痛みの質が変

わってきます。6回目になると痛みはかなり和らぎます。12回前後で痛みは消え治療は終わりになります。」と。

それぐらいまで自信をもって伝えられるようになっていました。脊柱菅狭窄症はこの方法でも時間と回数はかかります。その場合は週2回の治療を3ヶ月すれば、ほぼ完治します。但し、経過中は痛みが軽減する感じは、ほとんどないかも知れません。

なぜこのようなことが言えたのか、言えるようになったのかを、後に検証してみました。するとそれは脳脊髄液の循環を知らずに促進していたのではないかと、気がついたのです。

そこにたどり着いたのは、私自身が脳溢血を発症し、後遺症を治す過程で見つけ出した結論でした。

その鍼の打ち方は、一見鍼灸師なら誰でも習っているものです。フェーズの考え方でも同じように、見方と考え方一つで景色は全く別物になることが分かりました。

鍼治療はシンプルに見えますが、実は鍼1本で病気は劇的に変化するのです。

ところで脳脊髄液の循環を発見したのは、カイロプラクティックの先生方でした。解剖学の医師は分からなかったようです。

痛みは大脳の中の側坐核で感じると言われています。神経を通して痛みが伝わる他に、血液を通して痛みの物質が届くと考えられています。

脳脊髄液は、この働きをしていないのだろうかと、私は考えているのです。

脳脊髄液は、脳の脈絡叢から排出され、脳をぐるりと巡り腰のあたりまで袋状になっている、クモ膜のなかを循環しています。

脳を頭蓋骨に触れないように浮かせる働きを持ち、八つほどある穴から排出されるそうです。

交通事故などで脊髄液が漏れてしまうと、脳は頭蓋底に密着するようになり、無気力になったりすることが問題になっています。

なぜ私がこの様に考えるようになったのかと言うと、この技術を開発した当初に貧血を起こす患者さんがいました。ところが簡単な手当をして帰られるのですが「もうこれに懲りて二度とこないかな？」と考えていたのが、全員に裏切られたのです。

　全員次からも順調に通われたのです。どうも貧血を起こしたあと、体調がそれこそ好転したようなのです。

　血液循環が手の鍼で大きく代わるとは考えにくく、それ以外に何があるのかを考えたとき、脳脊髄液が原因だという結論にいたりました。

　現在はドーゼに気をつけて貧血を起こさせることはありません。しかし貧血を起こしたあとの患者さんの、なにか晴れ晴れとした様子を見ると、ここにもこれから研究の余地は残っているのではないかと考えます。

　7.　通称パチパチとイオンパンピングコード

　イオンパンピングコードは間中喜雄博士が考案した、半導体を組み込んで電気の流れを制御するコードです。「旭物療器研究所」で市販されています。

　身体に使う時には一方の金属を皮膚に着けて、なるべく遠いところへコードの反対側を着けます。例えば釘をテープに刺して肌に止めます。同じように反対側も同様のことを行います。クリップを双方に設置すれば完成です。

　使用方法にはこう説明があります。
「ひどい火傷で痛みが起きる場合がある。その痛みはプラスの電気が集まっていることで起きるのだから、それを遠くへ流せば痛みは消えます。」

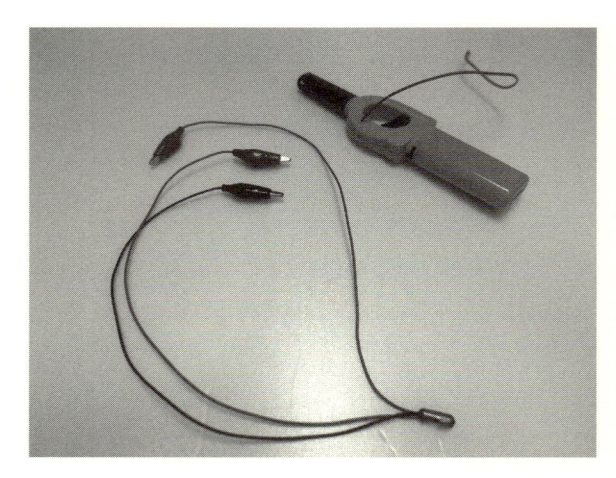

さてパチパチです。これは間中喜雄博士主催の鍼灸トポロジー学武会のメンバー、河合吉弘先生が使われて広めたようです。圧電素子と呼ばれるものは、打撃を加えると電圧が起きます。これを取り出して火花を起こさせるのが、ライターに使われているものです。

　瞬間的に 700 ボルトから 1000 ボルトにもなるようです。取り出されたた電流をピエゾ電流と呼びます。これとイオンパンピングコードを使って、糖尿病の壊疽を瞬時に治す方法を考えたのが、ボストン在住の松本岐子師です。

　後に紹介する予定ですが、現在読んで参考になるものは、彼女の書かれた研究だけのように思います。ちなみにパチパチは彼女のネーミングらしいのですが……。

　以上が手のひら先生スタイルの高麗手指鍼治療に使用しているもの全てになります。

　手のひら先生スタイルの各治療法紹介の前に、先生方を簡単に紹介いたします。

　間中喜雄博士（まなか よしお、1911 年 4 月 11 日〜 1989 年 11 月 20 日）は、日本の外科医、鍼灸師、医学博士。

　1960 年東洋針灸専門学校長就任。1974 年北里研究所附属東洋医学総合研究所客員部長に就任。

　1989 年 11 月 20 日肝臓癌のため死去、享年 78 歳。

　昭和鍼灸を指導したお一人です。「高麗手指鍼学会」柳泰佑会長とも親交がありました。

　長野潔師：「医道の日本」に毎回論文が掲載されていましたが、理論が鍼灸師には分かりませんでした。著作『鍼灸臨床わが三十年の軌跡—三十万症例を基盤とした東西両医学融合への試み（医道の日本社）』が出版されて全貌が理解され、長野式がブームになりました。ただ脈診の達人と言われた先生の技術は、習得することが至難でした。治療法はコ

ンパクトにまとめられて、今までの鍼灸とは一線を画した理論でした。

松本岐子師：長野潔先生の一番弟子と広言されている方です。ハーバード大学医学部で鍼灸を講義されていました。現在日本では定期的にセミナー開催されています。松本先生は長野先生が初めて大分でセミナーを開催された時に、遠目で見た程度ですが、時々雑誌に出される論文は今でも切り抜いて参考にしています。

長野先生の脈診を独自の形にして、Kiiko Style として普及されています。ご著書「Kiiko Matsumoto's Clinical Strategies In The Spirit of Master Nagano Volume 1, 2」彼女が考案した、パチパチとイオンパンピングコードを使って、糖尿病壊疽で切断する寸前の患者さんでも、10 回で手術回避できる方法を、手のひらの中で工夫して使わせていただいています。

手のひら先生の経絡論

東洋医学の鍼灸治療は、「黄帝内経素問霊枢経」十八巻を絶対唯一の原典、いわばバイブルの存在としていました。ただそのすべてを鵜呑みにすべきとは思いません。研究者によれば臓器解剖を行ったのは、内科専門の漢方医が見よう見まねで行ったそうです。形が不完全なものや見落としたものなどがあるのは、現代の外科学で補完し修正すれば良いことです。

ただ基本概念まで捻じ曲げてはいけません。東洋医学ではなくなります。経絡は最重要な基幹となる概念理論です。二千年の間、西洋医学哲学から見れば、視覚的な証明がされたことはありませんでした。だが東洋哲学から見れば視覚は問題ではなく、触覚を中心とする医学には問題が生じることはなかったのです。

なぜなら、その触れて理解できる感覚を持つ治療家は「共通感覚」を共有できるので、問題すら起きることはありませんでした。

課題としてこの「共通感覚」を学べる指導書なり道筋がありませんでした。唯一存在していたのが「弟子入り」という制度でした。この弟子

入りも今まで真に研究解明される事はありませんでした。それを私は解明しましたので参考になればと思います。

　学校制度の中ではこの「共通感覚」までは学ぶことは出来ません。従来から鍼灸は資格取得して、社会に出たあと学ぶべきものでした。今もこれからも変わることは無いはずです。なぜかと言うと東洋医学は人から人へ伝えられる文化だからです。

　20年弱前に鍼灸雑誌に「経絡論」を出稿したところすぐ返却されました。理由は「二千年間誰も証明したことが無いものを掲載出来ない」でした。専門誌の編集長がこの有様では、世間に様々な考えや意見がはびこるのは、仕方ないことなのだと思いました。

　この経絡に真正面から研究をされたのが、藤木俊郎氏でした。ご著書は2冊あります。若くして亡くなられました。

『素問医学の世界—古代中国医学の展開』1976年　績文堂刊

『鍼灸医学源流考：素問医学の世界・第2部』1979年刊　績文堂刊

　東京大学薬学部を卒業後東洋医学研究に心血を注がれ、深く経絡の研究をされました。

　ただ、この御著書を読んだとしても、経絡の存在を証明したとは言えず、巻末には経絡の証明には後世の研究を待つことになると書かれています。膨大な東洋医学書を研究されたとしても、それは「すでに存在するもの」として書かれた「気」であり、書物の中に描かれていた「気」です。それを分析しても視覚的な証明を出すことは出来ません。

　過去に視覚的な証明を試みたのが、長浜義夫博士です。丸山昌朗との共著『経絡の研究：東洋医学の基本的課題（杏林書院）1950年』において、鍼を刺すと経絡に沿って反応が現れる過敏現象を持つ人を探し、経絡現象であるとして証明を試みました。

　しかし、それが経絡の存在証明になったとは言えません。なぜならい

まだ経絡について時々語られていて、それについて異論も出されているからです。

　手のひら先生スタイル高麗手指鍼療法の立場から、視覚的に証明することを近い将来できるよう、ささやかながら提案をしていきましょう。
　伝統的な鍼では経絡と呼ぶものを、高麗手指鍼では気脈と呼んで区別しています。どちらも十四の経絡気脈を、身体と手のひらに描き出しています。
　一つの身体に二つの「気」の流れが存在することに、今まで疑問が起こらなかったのでしょうか？

　柳泰佑会長が御著書などで語られている中に、間中喜雄博士を最初に訪問するくだりがあります。博士が問うた「ではどのようにしてツボを決めていったのか？」柳会長答えて曰く「お腹の天枢穴と手のひらのツボ（E22　神大）を、ツボ探索機で対比させて調べた」。博士はそれで納得されたそうです。
　この機器は旭物療器研究所の HIBIKI-7 でした。

　私も興味を持って独自の診断方法で、経絡と気脈が一致するのか否か、研究してみました。機械ではなく入江式フィンガーテストを使って、診断が一致するか否か証明を試みたのです。一人で検証する方法はこれだけで、オーリングテストを工夫することで、より正確性は増したかとも考えますが。両者の結果は一致しました。
　一致したところでなぜ経絡と気脈が一致するのだろうかと考えました。身体の中に異なる「気」の流れが存在することは有りえません。では一致する経絡と気脈はなぜ一致するのか、当然この疑問が湧いてきました。思いつくのはおそらく脳の中にあることです。

　さて、脳は進化とともに３層に別れていると話しました。各相の働きが勝手に行われていたら、当然人間は統一した活動を出来ません。全体

を統率するのではなく、その働きを全体として見守ることをするものが無ければと考えました。

　脳のどこにそのような装置があるか、可能性を考えてみました。フェーズ・スリーの大脳皮質にある可能性は皆無です。フェーズ・ツーも同じです。この二つはフェーズ・ワンの上に順番に載っかったと考えられます。フェーズ・ワンは人間の生理をコントロールする場所であり、その上に積み上がったフェーズ・ツーとスリーの部分を統率する経絡と気脈の根源が無いと、論理的にも正しくありません。

　脳をぐるりと巡り情報を収集し密かに調整する、それが経絡と気脈なのです。脳幹を見ると中脳黒質からドーパミン産生時電気イオンが産生されています。

　大昔に読み出典を忘れて申し訳ないのですが、〜発せられた信号は脳をぐるりと巡り、またもとのところへ戻って来る〜と書かれていました。「黄帝内経」に「気」の流れは、日に陽の部分を 25 回、陰の部分を 25 回巡ると書かれています。臓腑の臓は陰に属し、腑は陽に属します。臓器は肝臓・心臓・膵臓・肺臓・腎臓です。腑は胆嚢・小腸・胃・大腸膀胱です。

　陽を巡るのは日中で大脳皮質、印の部分は夜で脳幹と考えれば、「気」の巡りはより理解しやすくなります。

　古代中国人の観察眼と推測する能力は、陰陽五行論にこじつけとされがちですが、洞察力は秀でたものだと私は考えています。

　完全に一致しませんが、東洋医学では臓器が最も働く時間が決まっていました。ドイツから来た時間医学も同じような考え方でしょう。

　一つの考え方として、経絡を身体に、そして気脈を手のひらに投影するのは、全身に張り巡らせた神経であることは明白です。昔経絡の発見をしたと北朝鮮で発表されて、世界中が大騒ぎだったそうです。結局嘘であったのが分かりましたが……。

　死ねば経絡も消えるというのは、神経が経絡を覚えていて道を造り、

中を電気信号として「気」を流すのだ。こう私は考えています。経絡気脈が高性能であるのは、どこの臓腑が不調になっていて、どこを調整すればよいかを教えてくれることです。

さらに優れているのは経絡調整と正しいツボ刺激をすれば、脳神経も免疫システムも働き始めることです。

脳をどう捉えるか？　研究者は未だに全体を統率するコントロールセンターがないかと探しているそうです。私は今述べてきたような考え方で言えば、脳は進化とともに３段階の層を積み上げてきたのです。

さらに脳は同時に様々な処理を同時に行っています。読む・書く・見る・聞く・考える・歩行する、それらを同時に処理してかつ判断します。大型コンピューターではなく何台もの並べられた並列コンピューターが作動しているのです。

これをソフトに全体をコントロールしているのが、経絡と気脈なのです。

あとは「気」の源泉といいますか、原点と呼ぶのが正しいのか、「気」を生み出すところの脳神経を同定すればこの論争は収束します。

一方、なぜ経絡論争なる無意味な議論が行われたのでしょうか。それは経絡が視覚的にも証明されてなかったこともありますが、両者とも腰痛、肩こり痛み止め以上の治療が出来なかったからなのです。それ以上の治療ができる方たちは、「気」を使いコントロールしていた治療家でした。

経絡治療家たちが誰でもリウマチや癌や脳溢血の後遺症などを、次々と治せていたらこんな論争は起きなかったはずです。

東洋医学の達人たちの中で経絡について、激しい論争が有ったのでしょうか。もし上記の今でも難病とされる病気を、鍼灸師が治せていれば不毛な議論はなかったはずです。そして経絡の存在を誰も疑わなかったはずだったのです。

経絡とは、脳を統率する電気信号である。その電気信号の流れが神経を通じて、プロジェクターのように手のひらと身体に投影される。神経

を通じて経絡が映し出されているので、ツボに刺された鍼の電気刺激は神経を通じて脳にまで届き、脳が反応して身体を調整することになる。

解明されることのなかった、心包経・三焦経・任脈・督脈

　会陰から始まり身体の全面中心を通るのが任脈です。長強のツボはしっぽの痕跡の先にあります。そこから始まり背骨を駆け上がるのが督脈です。

　心包経は腕の全面中心を身体から指先に走る経絡です。背面が三焦経と呼ばれています。心包経の説明は心臓と心臓を覆う臓器と言われていますが、私は心臓・膵臓・肺臓を含めてまとめる想像上の臓器と捉えています。三焦経は陽の部分ですから、小腸・胃・大腸をまとめる想像上の臓器と私は考えてきました。

　二千年のあいだ誰もこの謎を解けないでいました。いままでの三焦心包という臓器は、古代の治療家が書き表した文献を検討し続けてきただけのことでした。想像上の臓器として謎はそのままです。

　西洋医学の非難の根拠にされるのが、神経が描かれていないことと、三焦と心包のデッチあげ説と経絡の数合わせ説でした。故東大高橋晄正講師のご著書『漢方薬は危ない―恐るべき検証結果 薬効、副作用、安全性のウソを問う』でも心包は数合わせのインチキ臓器扱いでした。

　私は古代の優秀な実践治療家が、想像上の臓器を創らざるを得ないことが有ったと考えました。治療を行っていく上で何らかの不都合と必要性が生じたはずです。そこで考え出したのが心包と三焦だろうと考えました。

　古代とは違い現在は東洋医学の叡智というべき、診断技術が様々に開発されています。それを使って三焦と心包とは何かを検証しました。

　大村恵昭博士が発明したバイ・ディジタル・オーリングテストと検査試料を使い、この想像上の臓器とは何か検証を試みました。

心包という臓器は、心臓をまとう血液循環に寄与する臓器と考えられていました。私はこれを次の臓器群の働きを、総合しまとめた架空の臓器と定義します。

　心臓・肺・膵臓・脾臓そして副交感神経がその臓器群です。まず心臓は問題ありません。いまの脾臓は老化した赤血球を破壊する臓器としか捉えられていなかったものが、最先端の研究から赤血球を大量に蔵することで時に酸素を供給する臓器の役目を果たすと分かりました。

　肺は心臓との関連でガス交換を担う小循環を構成しています。

　東洋医学の中では脾臓と呼ばれていた臓器はいまの膵臓の働きを持つと考えられていました。東洋医学の中の脾臓は「倉廩之官と呼ばれ穀物と米を貯蔵する役目の官吏とされています。

　ただし、この混同は次が原因だったと考えられるのです。加納喜光教授の『中国医学の誕生』では、稚拙な解剖を行ったのは内科専門の漢方医だったろうという推測です。

　おそらく彼らはいまの膵臓が小さい臓器だったので見落とし、脾臓を膵臓の働きを担う臓器としたのではないだろうか。

　ただし、私の検証では膵臓脾臓とも、心包の臓器内に含まれます。この何故は今後の研究課題かも知れませんが、現時点では４臓と副交感神経が心包を構成しています。

三焦とは何か

　三焦とは次の腑から構成されます。

　胃・大腸・小腸・交感神経です。では膀胱と胆嚢はというと、仲間はずれになります。オーリングテストでは、後者を加えることによってオープンになってしまい、三焦の臓器を構成するものではないと言えます。

　ではまとめです。

　東洋医学には神経が書かれていないから科学的でないとか、この三焦と心包は妄想の上に作られた臓器で全く医療としては成り立たない、こう言われ続けて来ました。その時代の叡智の塊であった治療家が、妄想

で臓器をデッチ上げをすることは決してありえません。

　心包は消化を担う膵臓と血液に関係する脾臓が、位置が近かったことがあり間違った捉え方をしていたのでしょう。オーリングテストでの検証でも、脾臓は強くクローズしますが、膵臓は感じ方がやや弱いクローズになります。それだけが心包を構成する臓器としては懸念がありますが、その他副交感神経を含めて心包という血液循環を担う臓器になります。

　三焦は交感神経を含めて大腸・小腸・胃が構成する腑になります。オーリングテストで検証すると、そこに腎臓肝臓などの臓器を加えると、全てオープンになり構成要素でないことが判明します。三焦とは副交感神経を含めた、消化器系を統合する腑と呼ばれるものです。

　単なる臓腑を示すものではなく、働きを総称したものだったのです。なぜなら鍼灸は治療も含めた医療なので、神経と血液循環消化機能を調整するために、同時に治療可能なものとして考えた臓器なのです。非難されるべきではなく、その観察眼は素晴らしいと評価すべきものです。

　例えば、後で説明いたしますが、心臓は進化してきた臓器なので、心経の「気」を調整することはとても危ないものでした。そこで心臓そのものではなく、そこを含めた心包を調整することで血液循環を円滑にし、遠回りではあっても心臓を治療する方法を考えたのでは無いでしょうか。

まだ誰も語っていない督脈と任脈

　これは簡単な話です。督脈は交感神経、任脈は副交感神経と関係するので、これを使えば自律神経を調節可能なはずですが、これについて説明はなく治療方法など症例もないので、未だ謎の経絡になっているのでしょうか。

　坐骨ヘルニヤ・脊柱管狭窄症治療で坐骨神経痛を発症した時に、椎間に深刺し椎間盤を縮小し、血液循環を促すなど督脈の近くを治療する方法は、紹介済みの故長野潔先生のご著書に処方が書かれています。しかし、これは「気」の調整ではありません。

任脈督脈の説明は寡聞にして見たことがありません。

　手のひら先生スタイルでは脳梁のツボがあります。
　脳梁は左右の脳をつなぐ神経の束ですが、このツボをそれまで意識していたわけではなかったのですが、使ったところリウマチ患者さんから、あのツボがとても良かったと言われました。劇的に身体の変化をもたらせたようなのです。

　後に検証してみました。
　脳は左右に別れているので、時間とともに左右の歪みが生じてくるのでしょう。病気が進行した時はおそらくその歪みが拡大しているのかも知れません。高麗手指鍼は左右の身体を別々に診断します。すなわち脳も左右に分けることになります。しかしそれでも左右のバランスを完璧に調整できる保証はないのですが、この脳梁のツボはそれを補ってくれる働きをしているのかも知れません。
　身体の全面の真ん中が任脈で、背面の真ん中を通るのが督脈です。左右の脳の間を通る経絡のイメージです。交感神経副交感神経と関連する経絡ということもありますが、もっと脳との関連が研究されるべきでしょう。

手のひら先生スタイルの自律神経調整法

　これから述べることは二千年間誰も語ったことがありません。恋の胸ドキは治せませんがパニックが起きたときや、何かで心臓ドキドキした時に試してみてください。
　自律神経を整えることは西洋医学では何も出来ません。交感神経を抑制する方法が無いので、副交感神経を活性化させて交感神経とバランスをもたせることのみです。それが腹式呼吸になります。
　福田－安保理論として有名な自律神経調整理論は、爪の根元を瀉血することが最初でした。副交感神経を活性化すると血液の顆粒球とリンパ

球の比率が正常になり、免疫度が上昇することで癌も治せる理論です。

　この爪もみ法で安保教授が「この瀉血の技術は鍼灸師の持つ技術だ。」と言ってくれたおかげで、鍼灸師が医師法違反で訴えられることは皆無になりました。

　爪もみ法は、交感神経に関係する薬指以外を使います。手のひら先生スタイルでは今まで述べきたように、交感神経と副交感神経に関係する経絡があることを説明してきました。そこで交感神経を抑制し副交感神経を活性化する方法を考えました。

写真のように右利きでしたら、左の薬指を右の親指と人差し指で挟みます。薬指の真ん中を挟みますが、その抑える力は皮膚と筋肉の間を圧す感覚で、根本から指先の方にさすりあげます。これを10回以上自分が満足するまで行います。

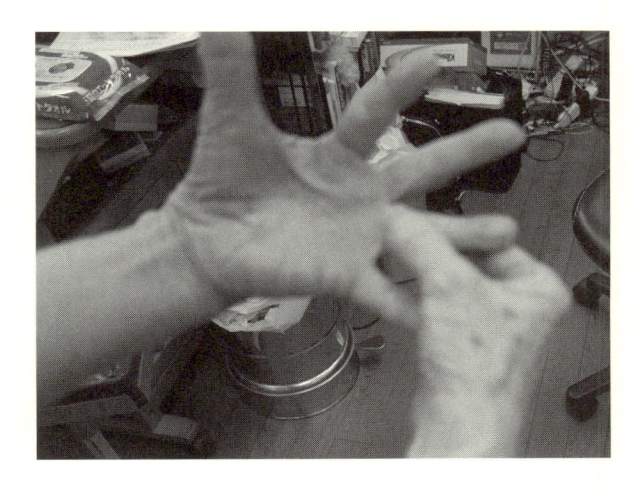

　体調がすぐれないと感じる時はもちろん、気持ちを落ち着かせたい時にも試してください。神経だけではなく血液循環消化器の活性化を促すことにもつながるはずです。

　人間の身体にはまだまだ謎が秘められているかも知れません。何億年の間に進化してきましたが、無駄な時間が過ぎ去ってきたわけではなく、その間に病気に対する防御装置を備えもしそれが故障しても、簡単な刺激でもとの正常に戻せる仕組みも、実は組込み済みなのです。簡単なのでお試しください。

手のひら先生スタイルの高麗手指鍼治療法

1. リウマチの治療

中国漢方のリウマチに対する考え方はどのようなものだったでしょうか。

手元にある上海科学技術出版社『実用中医内科学』を紐解いてみます。
―昔の中国では「痺症」としてこれを捕らえ、処方を施している。原因として内熱いわゆる炎症による熱、血の巡りが悪くなり起こる「お血（ふるち）」があげられている。また、東洋医学概念での、肝腎脾の「気」が弱まって（虚と呼ばれる状態）濁が関節に滞り症状を表すと説明されている。―

もし漢方薬で目覚ましい効果がでていたなら、すでにリウマチは克服されていたでしょう。しかしリウマチの原因が最近になって解明されてきたように、東洋医学ではそのようなことが出来ないので、対症療法として痛みを取る処方に終始してきました。

西洋薬が効かないから漢方薬という選択はありません。経験則から個々の漢方医師が処方するもので、根本治療ではないことを認識したほうが良いでしょう。ただし痛みを和らげ、リウマチに起こる炎症や血行障害の改善には期待ができそうです。

日本では鍼灸治療よりもお灸の方が症例は豊かです。中でも大正昭和に活躍された、深谷伊三郎先生の『お灸で病気を治した話―灸堂臨床余録（第4集）』昭和45年（1970年・初版発行）にリウマチの灸・1と2が載っています。

先生はお灸のリウマチに対する効果をこのように語っています。
『もともと刺激療法である灸はからだ全体の違和を調整して自然治癒を昂めるからだとも言える』

したがってお灸は背部を触って痛みがある要穴、痛みの出ている関節

を自分で、丹念に灸を据えさせるのです。

　半年から1年、長ければ3年と根気をなくさないように指導し、やがて通常の生活に支障ないようにさせるのが、深谷灸法のリウマチ治療です。

　長野潔先生の症例にもリウマチを治療し成果が載っていますが、鍼治療の他に自宅でのお灸を据えることを必ずさせていますので、鍼だけのリウマチ治療とは言えません。

　鍼治療の考え方では、リウマチは骨に関する病気と考えられていました。それは指関節が徐々に曲がり、よく知られたスワンの首に似ているので、スワンネック現象と呼ばれます。

　またリウマチは膝関節や肘関節に痛みが起き、それが次々と移動するので、ドイツ語が語源である、この名前になったそうです。

　骨は腎臓が司るので、腎臓の病と考えられてきました。現代医学から考えれば、全くの的はずれな考え方です。

　余談ですが、大正昭和の名灸師深谷伊三郎は早稲田で弁護士を目指していたそうですが、肺結核に感染し断念した後、灸師になったそうです。東京の鍼灸師会でお灸の指導部長をされていました。

　お灸の先生方のレベルを上げるために、タブロイド版で今となっては懐かしいガリ版刷りで、会員向けに「お灸で病気を治した話」を配信されていました。

　学生時代に先生からこう聞きました。
「先生方は自分が考え出した治療法と話していることがあるが、これはみなここからアイデアをこっそり貰っているのだよ」確かにあの先生のあの処方もこの先生のあの処方も、確かに深谷先生がすでに書いてあったとうなずけるものばかりでした。

　現在はお灸といえば温灸の方が知られるようになりました。しかし焼くお灸と温める温灸とは効果が異なります。

　お灸は肌を焼いてタンパク質を変性させます。その刺激で白血球が増

加し、焼かれたところから雑菌が侵入するのを防ぐのです。温灸は温め血行を促す効果をいたします。

　リウマチには焼くお灸をしなければなりません。しかし跡が残ってしまうので、どうしても現代では敬遠されがちです。大正・昭和の時代にはお灸がごく普通の、民間療法としても行われていました。若い女性の顔にも必要とあればお灸は据えられていたようです。

　深谷灸法は現代でも研究会があります。また、前述しましたが最近テレビでもよく見かけることがある、立川志らく師匠はお孫さんです。

　さて、本題のリウマチの治療法になります。
「爪もみ法」ですっかり有名になられた新潟大学大学院の故安保徹教授の「免疫学講義」で、リウマチは免疫のどこが異常になると発症するのかが理解できました。

　発症する原因となったリンパ球は、その他のリンパ球とは何が異なるのか、彼らはどこに分布しているのか、すべてが説明されています。2010年発行『安保徹の免疫学講義』をご参照ください。

　この論文により過去の鍼治療のリウマチに対する考え方、治療方法が基本的に誤っていたことが分かります。

　さて、改めてリンパ球の性質について驚かされたのが、「免疫は自分同士を認識することから始まった。異物を認識するために始まったのではない。自分同士を認識しあいその間に異物が挟まったら、違和感を感じて危険なものを攻撃します。（同書、18頁）」と言うことです。

　また「免疫が外来抗原を認識するのは進化の後期からのことです」。さらに「免疫は異常自己を見つけることから始まっているのです」。

　自然免疫とか原始免疫とか呼ばれる、リンパ球の最初はそのようなものだったことが理解できます。

　さらに鍼灸師の私にとってさらに驚くことが書かれています。東洋医学では免疫と関連するのは腎と肺の「気」が関係すると言われてきました。根拠は教えて貰っていませんでした。
「起源をたどれば腎臓と肺はよく似た細胞から構成されています。」こ

の本を読めば読むほど驚くことばかりの発見があります。

「それがなぜリウマチを発症する原因となるのでしょうか。……こういうかけ離れた臓器でも基底膜の隔離抗原が外に出れば、腎臓と肺で自己免疫疾患になるのです。(同書、137頁)」

リウマチがなぜ発症するのでしょうか。安保教授は次のような原因ストレスを挙げています。

―人間が進化したことで受けるストレスは、考えることをはじめて脳が傷害されることになったことです。それと2足歩行になって、重力から大きくストレスを受けることになりました。

さらに人間以外でも次のようなストレスを受けています。その1番目は温度です。2番目は大気中の酸素です。3番目は水です。4番目は太陽光です。―

教授はリウマチ発症の大きな原因に重力を挙げています。長時間立って負荷をかける仕事は、リウマチ発症の大きな原因になるということでしょう。

東洋医学書の中ではリウマチ発症原因を、このように細かく分析はされていません。多くの原因は「邪」で説明されてきたからです。

西洋医学の研究書や医学書では、病気が発生したところから説明がほとんどです。この本ではそこから1歩踏み込んで原因まで書かれています。

例えば、カイロプラクティックは背骨が曲がっているところから、病気の発症原因を求めたのですが、それだけでは説明できなくなって、東洋医学の経絡を取り入れています。

東洋医学的な見方はさらにそこに加えて、なぜ人によってストレスを受けても、発症する人と発症しない人の違いを、経絡の乱の差によって説明できるのです。

東西医学の特徴をとらえて、予防と対処法さらに治療法を組み込むことで、リウマチの克服法は完全に出来上がるのです。

手のひら先生のリウマチ治療法を説明いたしましょう。

　冒頭でリウマチ患者さんの紹介をいたしました。治療の経過は時系列で説明いたしましょう。

　［初診時の状況］女性・50歳代　9年前にリウマチと診断されました。リウマチで知られた病院に通っていましたが進行してきました。またインターネットで見つけた鍼灸師が、リウマチを治すと言ったので受診した。しかしどちらも効果がなかったので、地域の基幹病院のリウマチ科に転院することを決めました。同時にネットで調べた当院にも同時に治療に来られました。

　［初診］2017年：処方薬：アザルフィジン（関節リウマチ薬で消炎鎮痛剤が効果のない時に処方されます）、メトトレキサート（抗リウマチ薬として免疫を抑える働きをします）、エンブレル（遺伝子組換えによる生物学的製剤です。注射を10日に1回します。）

　［症状］両手首足首関節の痛み・左右の鎖骨の痛み・頚椎の痛みが主訴になります。歩行は痛みがあって長くは歩けません。

　免疫度を計測すると、フェーズ・ワンはクローズ。フェーズ・ツーとスリーもクローズでしたが、治療後はツーとスリーはかなり改善し、オープンになり始めました。

　これが初診時の状況でした。

　ちなみにオーリングテストでは、免疫診断点は特異な場所で、私はゼロ地点と呼んでいます。ここではどんなに開かない指でも、正常なら簡単に開くのです。

　治療内容は、診断し、安保教授の研究成果を考えて治療経絡を決めました。免疫調整のツボを診断しました。ニードルキーパーを使用しました。

1ヶ月ほどの間にめざましく改善を見せていて、3回ほどのうちに手首関節の痛みが軽減していたとの報告をもらいました。

　1回目は夏真っ盛りでしたが、6日ほどの家族旅行を無事行ってきたと、報告をいただき、足の痛みが起きなかったのかと聞いてしまいました。痛みは起きなかったそうです。

　血液検査1回目の報告は、治療開始後2回目後の結果です。リウマチ因子82と高い数値でした。

　20回ほど治療経過中に医師から、他の患者の中でも元気なので「なにか他で治療していますか？」と聞かれたそうです。西洋医学の常識としてリウマチは良くならないので、お一人だけ元気な患者はおかしいと思うのは当然でしょう。

　この間にオーリングテストで鎮痛剤は必要ない量になっていて、なおかつ痛みも感じていないので、服用中止してもらうこととしました。痛みが出た時は頓服的に飲むことはお勧めしました。

　初診から半年後、治療回数30回弱で抗リウマチ薬を4分の1減らすことを勧めました。ただし、いきなり減薬すると反動があるので、3ヶ月を目安にするようにお話しいたしました。適量の診断を行ったあとに、3ヶ月に根拠はないのですが、今までの経験だとこのぐらいの期間のうちに減薬すると、反動が起きないので一応の目安にしています。

　30回を過ぎた頃、減薬しているか尋ねたところ、指の1箇所の腫れがあり、踏み切れないと答えが返ってきました。患者さんはなかなか鍼灸師の言葉は信用しきれないので、仕方の無いことです。

　ところが、この抗リウマチ薬メトトレキサートは、1回に大量に服用しなければなりません。そのたびに吐き気があり、体調が悪くなると言うので、再度計測すると1錠必要か否かと言うところまでになっていました。

　結局その病院では、より重篤な患者だけを診るところだから、元気な患者は地元の専門医へと転院させられました。

　患者としては個人病院のほうが医師との疎通が図りやすく、紹介状を

貫ってリウマチ専門医に移りました。

　2019 年は 60 回を過ぎたところで、私の治療法が進化しました。それは免疫調整のツボに刺す鍼の量を診断できるようになったからです。手のひら先生スタイルの新しい技術が完成です。

　現在（執筆時）は 70 回に近いのですが、生物製剤を如何に調節し間隔を広げていけるかまできました。薬ならオーリングテストで適量を計測して、徐々に減らしていけるのですが、生物製剤は強力なだけにそこから離脱するには時間がかかりそうです。

　リウマチ治療は開院当初から行ってきました。最初から免疫の調整は行ってきていましたが、現在の治療スタイルにたどり着くまで少々時間がかかってしまいました。それでも振り返って見れば、端から間違った方向ではありませんでした。したがって完治に至った症例がでていたことは、当然の結果であったのです。

　手のひら先生スタイルの高麗手指鍼治療には、免疫調整方法が組み込まれています。免疫システムが十分に機能しない時は、「補」という手法を使い正常に戻します。異常な状態になっている時は、「瀉」という手法でこれを抑制して正常にいたします。

　韓国の舍岩というお坊さんが、500 年前に確立した舍岩五行鍼理論です。虚・実・寒・熱・風・湿・燥という、東洋医学で言う邪を治す鍼の調整法を理論化していました。

　免疫疾患では炎症が起きます。これは血流障害が起きて発生する熱です。しかし本質は冷え（寒）ですので、熱を取る処方を行いながら、ある時点では冷えを取ることも可能なのです。これがいわゆる「陰極まれば陽となり、陽極まれば陰となす」の理なのです。

　免疫の異常を正常に戻す鍼治療の他に、炎症などの諸症状も治すことが可能になります。

　安保先生の定義では「自己免疫疾患は進化した免疫系が抑制されて、

古い免疫系や貪食系の顆粒球に活性が移ったという状態なのです（安保徹の免疫学講義・143頁）。

　これを正常化できる手のひら先生スタイルでは、免疫疾患に分類される橋本病、全身性エリトマトーゼス、バセドウ氏病、アジソン病、多発性硬化症、クローン病、潰瘍性大腸炎、自己免疫性肝炎などの治療ができます。

2. 心臓疾患の治療

「黄帝内経」で語られているのですが、黄帝に問われた主治医の岐白が答えて心臓の働きを説明するくだりがあります。臓器と国を治める組織をなぞらえています。肝臓は将軍とか膵臓は倉廩の官、腎臓は作強の官と言うように、官職と結び着けて説明しています。君主はすべて国の頂点にたつので、もし君主が斃れたらそれは国が無くなることを意味する。したがって君主が病気になるはずは無いのだ。という論理になります。

　この論理で二千年間、唯一絶対な君主たる心臓の「気」、すなわち心経は触ってはいけないとされてきました。

　しかし、昨今の若い鍼灸師の中にはそんなの迷信だろうと、心経を勇ましく無謀にも調整していると聞きました。

　二千年間誰一人も説明できなかったことが、最も問題でした。決して彼らを非難することは出来ません。

　なぜ心臓の「気」の流れを調整してはいけないのかを、私が説明いたします。二千年前の治療家にとっては、まさか人間が進化してきた動物であるということは知る由もなかったのです。彼らを責めるわけにはいきません。

　進化に沿って説明します。

　我々は4億年以上前に魚の時代がありました。その時の心臓はエンジンに例えれば2サイクルでした。

　身体から戻ってきた血液を一旦心臓に取り込み、それを強く押しだし循環させる単純なポンプでした。

これにつながる経絡であれば問題はなかったのです。そして人間は進化をはじめました。この時代呼吸は鰓に水を通すことで酸素を取り入れていました。それが両生類から鳥の時代になると、肺呼吸に変わりました。

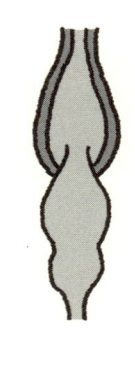

2サイクルのポンプが4サイクルの臓器に変わったのです。身体から戻った血液はまず右（図では左上）の房室に入ります。次に右心室に入ってここから肺へ送られます。肺で二酸化炭素と酸素のガス交換を終えて、左房室に戻り左心室へと送られます。心室からきれいになった血液は全身へと送られます。

肺は自ら運動をしないので、血液を送ってやらねばなりません。そのため部屋が二つから四つに増えました。

四つの部屋が統率をとって動かないと、様々な不都合なことが起きます。血液がなめらかに送られないと、心臓の壁にコレステロールが付着することがあります。それ

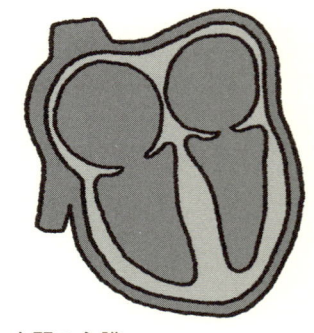

人間の心臓

がある時に剥がれて肺で詰まったり脳血管を詰まらせたりすることがあります。

東洋医学で心経に触ることを戒めていたのは、この複雑になっている心臓のこのことが分かっていたからでした。心経は心臓と肺の二つの臓器をあわせた臓器と考えるのが分かりやすいと思っています。

二つの異なる経絡を一つとして扱うのには困難があります。自身の例ですと、左室肥大になっており、そこは虚になっています。他の左心房、左心室、右心房は実です（舎岩五行鍼理論）。これを心経の虚として治療すると、心臓自体が力強く鼓動を始める危険が生じるのです。実の部屋を抑制し、虚の部屋を活性化することは、1本の経絡では不可能になります。

なぜ古代の治療家は理解できたのでしょうか。おそらく何百例、何千

例を観察した結果たどり着いた結論だったのでしょう。

　治療は経絡については従来から行われている、心臓に影響する他の経絡の調整を行います。中心の治療は心臓の四つの部屋の診断をし、補瀉の調整を行います。

　さらにこの事によって影響されている免疫システム、これを診断調整します。

　また心臓に関係する自律神経と、さらに上位神経の脳幹神経を適宜治療することもあります。

3.　がん治療

　がん治療は日本国民も世界の人々にとっても、喫緊の大きな課題です。金成万先生がかつて癌を「気」で治療していましたが、それでは誰も学ぶことは出来ませんし、後世に伝える方法ではありません。

　東洋医学では「気」は最も重要な概念ですが、治療の主体が「気」と言うだけでは、現代の世の中に広く受け入れられません。科学的に論理立てて説明でき、その上に東洋医学の「気」の論理を打ち立て、再現性ある治療結果を提示しなければなりません。

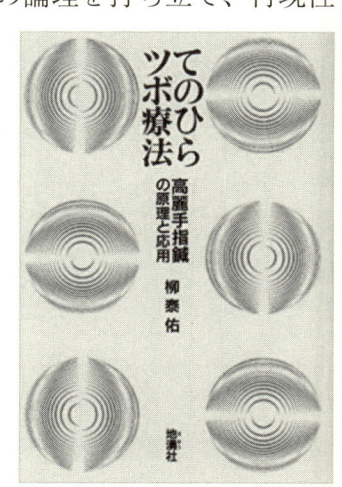

　最後に癌治療は治療の可能性はあるが、未来への課題であると書かれています。30年前はそのような認識でした。

　その後、金成万先生のような特殊な「気」のパワーで、癌を治療する方が日本に来られて活躍されました。しかし東洋医学の神業を持った治療家は、「気」の達人でも有りました。

　治療家の「気」というのは伝えられるものです。譲り受けるものです。しかし、これが大変難しいことは、過去を振り返って

「高麗手指鍼学会」の柳泰佑会長が出版した『てのひらツボ療法―高麗手指鍼の原理と応用（1986年・地湧舎）』

見るまでもないことです。

　第1は、「気」を養うには腹式呼吸を行い、肺の持つ感情である気魄（きはく）を養わなければなりません。体内の「気」のレベルを高めるのです。だがどの程度まで行えば良いのか、目安が分かりません。一人で行えばほとんど挫折します。

　第2は、その「気」の修行を行うところと教えてくれる方が、どこにいらっしゃるか分からないのです。

　第3は、治療家の「気」とは気功師の持つ「気」とは異なるかという問題があります。

　鍼灸師が必要とする治療家の「気」は、治すためには基礎として必要なものです。しかし、これをシステム化されて習うことは出来ません。それは治療家がどこまで「気」について理解していて、「気」について自覚しコントロール出来ているか、さらにそれを伝える方法を熟知しているかなど、様々な課題が横たわっているのです。

　それをひとまとめに解決していたのが「弟子入り」という制度でした。私は治療家の「気」がどのように伝えられてきたのか、先生はどのようにして弟子にこの気を譲ってきたのであろうか、そもそも弟子入りとは何かを30年近く考えてきました。最近やっと結論がでました。

　私は、弟子入りの経験はありません。資格取得をしたとき43歳で、弟子入りするには年を取り過ぎていたからです。また弟子入りが叶ったところで、将来先生と意見に相違が出てぶつかると考えていました。フロイトとユングのようになるのは嫌だなと端から「弟子入り」はしませんでした。

　少し前までは弟子入りとは、「縁あって先生と弟子になり、毎週1回無料奉仕しながら、脈を診たりツボの運用を習ったり、鍼灸師の心構え、経営の仕方などを、大体2年間の期間内に習うのだ」と考えていました。実際の多くはそのような実情でしょう。

　しかし、なぜ昔から、治せる治療家になる早道とか、一人前になるに

は弟子入りが一番だと語られてきたのでしょうか。

あるセミナーですぐこの人は治療ができる人だと感じました。その方と話していたら開業の切掛けについて話してくれました。

『資格をとってセミナーに参加した。その主催者の治療院に毎週通いました。すると2年後のある日、先生が、もう治療に通わなくて良い。何県の何市で開業しなさいと言われた。半信半疑だったが先生が言ってくれるのだから間違いないだろうと、不安ながら思い切って会社を辞め開業したところ、宣伝もしないのに次々と患者さんが訪れた』そうです。

この話を聞いたあと悟りました。鍼灸治療の目的は「未病を治す」と言って、まだ病気になる前にその芽をつむことが、最高の治療だと言う教えがあります。彼はそれを2年間継続するうちに、先生の「気」の力を譲り受けたのだと分かりました。ちなみに彼の先生は異能の「気」の持ち主と評判の方でした。

この二つの例から私が考える「弟子入りとはなんなのか？」という疑問に対し、その答えは先生の治す「気」の力を密かに譲り受けることだ。こういう結論に至ったのです。弟子入り期間が終了するとみな開業します。

先生に治療してもらうと具合は良くなるのに、従業員にしてもらうとあまり良くない。同じツボを使い同じような手順で治療を受けるのだが、このような差が起こるのは、先生の「気」のレベルと従業員の「気」のレベルに差があるからでしょう。

ただ、この考え方が鍼灸界でどの程度受け入れられるかは分かりません。

ところで手のひら先生の高麗手指鍼で行うがん治療についてお話いたします。

鍼でがんが治るという一般の方の認識は皆無でしょう。テレビで金成万先生が末期の肺がん患者を改善したことで、多くの患者さんが押し寄せたのです。

しかし、先生の治療は「1本1本、気を込めて鍼を刺すから治せるのだ」でした。これは世界中の鍼灸師は同じことをしているはずで、東洋医学からは本質をついた正しい治療です。

　しかし、今どき「気を込めて鍼を刺すから癌を治す」と聞いて、その治療に生命を賭けることが出来る勇ましい方は、世の中に何人ぐらいいるでしょうか。

　現代の生理学・解剖学・分子生理学さらに人体については、これらの進化した医学の成果があります。東洋医学もその成果を積極的に取り入れることができれば、治療家は腰痛、肩こり鎮痛専門治療から脱却できるはずです。

　とは言え、現状当院に訪れる患者さんのほぼ全員は、鍼灸は論理的に組み立てられた医療であることは知りません。

　もう切羽詰まって清水の舞台から飛び下りる気持ちで、遠いところからお越しいただいているのです。そして治って「はじめは信じていませんでした」と言って帰られるのです。

　日本ではまだ親子の情が厚いので、親が末期の癌と診断されると、なんでもいいから最後の親孝行をしようと患者さんを連れてこられる方がいました。5年ぐらい前まではそのような親子が、年に一組ぐらいはいました。

　癌というのは死亡原因男女とも第1位です。今や癌になる確率は二人に一人と言われています。進行が早いものも悪性と言われる癌もあります。軽々に治せますなんて言うことは出来ません。どのような病気にも個人差があるからです。

　今まで述べてきたように手のひら先生スタイルでは、手のひらの中の脳のツボや免疫システム調整のツボを、フェーズごとに分けて治療ができることをお話してきました。がん治療はこれらを集合した治療法になっています。

では症例を紹介いたします。末期と宣告されて、週3回以上治療を継続された方です。

　お一人目は悪性の胃がん患者です。その数年前にフジテレビのアナウンサーが、悪性胃がんを公表し、転移し亡くなられたニュースが、かなりの人の記憶に残っていた頃でした。

　患者さんは私の元勤め先の先輩であり、奥さんは私の妹の同級生でした。このような関係でご主人が癌と診断されたあと、相談を受けました。必ずしも治療のことではなく、がん治療のいまを話させてもらいました。最後に私の治療法をお話したことで、治療が始まりました。

　週3回の治療からはじめました。癌のプレパラート試料を持って、がん細胞の存在をオーリングテストで診断します。免疫度を計測するツボ3箇所は何処もクローズでした。免疫度ゼロということでした。

　癌プレパラートを持って診断しても、オーリングテストでの反応がなくなったのは、3ヶ月を過ぎた頃でした。免疫度は相変わらずゼロでした。指がテコでも開かないぞというように、全く開く気配も見せませんでした。

　治療をはじめて6ヶ月を過ぎて、指は開き始めました。オーリングテストで言うオープンになり始めました。1年後MRI検査でも再発していないと診断されました。現在は6年を経過していますが、再発の兆候は微塵もなく元気でいらっしゃいます。

　2例目は前立腺癌の転移の患者さんでした。左足リンパに転移し、右恥骨転移、腰骨にも転移していて、ステージ4のDと診断されたそうです。

　治療をはじめて3ヶ月近くは半信半疑で通っていたようです。骨転移の状態では現代医療では完治しないことを説明し、この治療に専念する要説得しました。

　最初の3、4ヶ月は週3回の治療でした。オーリングテスト試料を

使って、おそらく転移部分の癌は消えたであろうと、診断したのは6ヶ月経過したあたりでした。免疫の診断でも正常に近かったので、シンチグラフィー撮影をしてもらうよう促しましたが、医師の許可はなかなか下りませんでした。

　結局、患者が元気だったこともあって、1年後に撮影してみたところすべての癌は消失していました。

　常識として骨転移の末期がんは予後不良です。金成万先生は「骨転移の癌は現代医学では治療法がない。治せるのは高麗手指鍼だけだと仰っていました。」それが証明された事例でした。

　現時点での末期がんの症例です。

4. 腸の癒着治療

　手術後に起きるので手術が原因とされていますが、それはきっかけであって原因ではありません。なぜこのように断言できるかと言うと、患者さんのほぼ全員を完治させることができたからです。

　最初から根拠が有って癒着が治せたわけではありませんでした。高麗手指鍼の持っている力が働いて、確実に癒着が治っていくのだと思っていました。ある日、他所で高麗手指鍼治療を受けたが、癒着は治らなかったという患者さんが来られました。そこで初めてこれは私独自の治療法が治しているのだと気がついたのです。

　そこで癒着患者のカルテを取り出して検証をしました。発見したのは、最初から免疫調整のツボに鍼を刺していたのです。これは開業してすぐに将来は癌などの免疫疾患を治すにはどうしたら良いだろうかと、考え続けて出した結論でした。

　患者さんの全員の免疫度が低下しています。免疫調整点を使うと直ちに正常に戻ることは確認していましたので、当院に訪れる患者さんに基本の治療として組み込んでいたのです。

　癒着がなぜこのように増えたのかを考えると、戦後外科手術の飛躍的な発展が原因と考えられます。外科は内科に比べ設備、手術器具・機械

とも、大きく発展してきました。癌を確実に切除できるのが外科手術です。近年は内視鏡手術も行われるようになり、患者の身体への負担も減っているので、日帰り手術なども聞くようになりました。

　しかし、いかなる手術も身体にダメージを与えることになります。内視鏡手術でも癒着になった方はいらっしゃいました。

　戦後、疫学的調査と癒着の研究がなされたようですが、以後は原因も掴めないままになっているようです。おそらく西洋医学的に分析解明することは出来ないかも知れません。出来たとしても免疫自体コントロールできないので、対処のしようは無いはずです。

　癒着の治療は簡単です。以前は30年前の手術が原因だろうという方は30回、40年以上前だと40回程度治療にかかっていました。その後、免疫診断方法や免疫診断点と治療箇所、これらの研究改善が進んだので、今では遠方から来られても、集中的に治療を行うと10回前後で痛みは消えてしまいます。

　オーリングテストで診断を行い、異常範囲がなくなっていることを確認すれば、鍼治療はそれで終了です。あとは自宅で3ヶ月を目安に手のひらに温灸をしていただくことをお勧めしています。これを守られた方で、再度来られた方は皆無です。

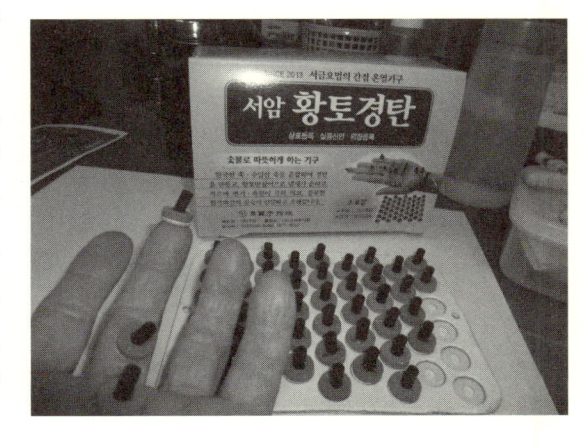

　腸の癒着治療についてはほぼ全員が完治されています。こちらの治療中の指導を守っていただいた方は、痛みがぶり返したことはありません。

5. パーキンソン病治療
　パーキンソン病の最初の患者さんは私の妹です。両親が続けて亡く

なったことが、強いストレスになって発症したと考えています。

　ドーパミン産生する中脳黒質が破壊されると、神経伝達が出来なくなることで振戦や固縮が起きて動作がぎこちなくなります。
　以前は高麗手指鍼治療では治せませんでした。手のひら先生スタイルのパーキンソン病治療法を開発し、治せるようになるまで10年を費やしました。

　脳神経のツボは独自に見つけ出したものです。中脳黒質・大脳基底核・中脳・間脳・延髄までの脳神経のツボが中心になります。その他、脳梁と言う部分が大事なことを治療中に発見いたしました。脳梁というのは左右の脳を神経でつなげている部分です。このツボを実験的に使ったところ、思ってもいなかった良い結果が出たので気がついたのです。その他基本の治療法である免疫調整を行います。

　パーキンソン病治療に限らないのですが、特にどのツボに何本の鍼を刺すか、診断することが最重要です。ただ1本刺しても効果はでません。経験から言うのですが、最適な刺激量を求めることの重要性は、西洋医学よりも厳密だと思います。従来の方法では刺激量が不足していたのではないでしょうか。

　多すぎるとオーバードーゼ（刺激量過多）になり症状を重くする危険があります。
　治療は経絡の「気」を強化するために、ニードルキーパーを使います。さらにパチパチとイ

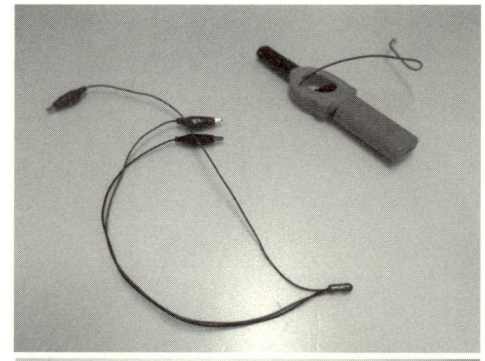

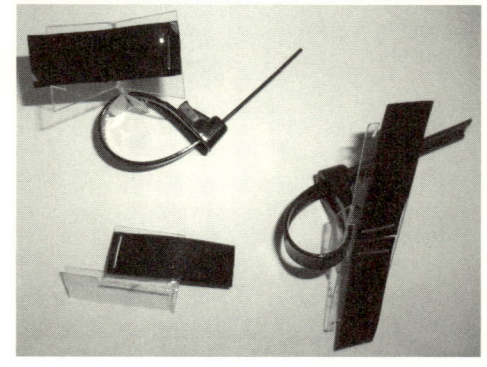

オンパンピングコードを使って、電気ショックで脳神経回復効果を図ります。

　妹の場合は治療を始めて5年経過しました。振戦はほとんどありません。緊張すると少し起きるようです。

　現在の治療法が確立する前を入れると、実質3年が治療年数です。今の治療方法が決まってからは1年弱になります。

　パーキンソン病はストレスから発症します。治療は脳神経の活性化と脳血流の改善が中心になります。

6.　脳卒中後遺症治療

　左半身痙性麻痺の治療は私自身のためでも有りました。治療を始めた当初から思考錯誤の連続でした。自分自身を治さなければ、この辛さからの開放はないのです。

　治療が進み始めたのは脳神経のツボ発見からです。さらに生命形態学との出会いによってフェーズを認識理解しました。ツボの刺激量診断ができるようになって、脳溢血後遺症治療は完成いたしました。まだ1、2ヶ月前のことです。

　治療回数はかかりますが、治療内容はシンプルになっています。第1次運動野大脳皮質中央前回からは運動命令が発せられています。脳卒中発症から経過するほどにその信号は弱くなってしまいます。

　手足が動くことでその感覚がフィードバックされてはじめて運動が完成されるのでしょう。手足が動かないとフィードバックがないので、命令信号が減衰していくようです。

　鍼治療ではツボの刺激量を診断します。1箇所に5本以上刺したことも有りました。治療が重なって来るたびに、その本数は減ってきます。減ると麻痺部分が改善することになります。

　治療の基本は、第1次運動野ですが、このツボは広がりがあるので、3箇所に鍼を診断し集中して刺します。その信号がスムーズに伝えられ

るように、大脳基底核、中脳から延髄までのツボを刺激します。

　経絡調整は重要です。経絡はまだ目に見える存在とは証明されていません。しかし重篤な疾患になるほどに経絡の重要性存在は実感されます。

　2019年5月現在で、左半身痙性麻痺の患者さんが来られています。15回の治療の成果として、左足のブン回し運動はなくなり、ほぼ真っすぐに足が出るようになりました。左手は日によってバラツキが出るようですが、格段に自由度がましたそうです。

　片手だけの治療をしていたのが、左手右手両手のひらに鍼をさせるようになりました。治療器具を使わなくとも効果が出る疾患です。

7. 捻挫・肉離れ治療

　捻挫と肉離れの治療はほぼ同じです。ただその前提として治療家は「気」の修行をしていなければ、患者さんのお身体にすら触ること出来ない、したがって治療ができないことになります。

　治療経験してはじめて理解しましたが、一般人の故障とアスリート、例えばプロ選手の故障は、その故障程度は天と地ほども差があります。プロ以外でもセミプロと呼ばれる、大学スポーツの選手も障害の程度は深いものです。

　一般人の捻挫・肉離れ治療は、基本2時間の1回になります。片足を引きずるようにしてこられても、帰る時は普通の歩行に戻っています。

　ただし、治療は患者さんの患部に触るので、「気」の修行をしていないと患者さんは痛がって、指一本触らせてくれないでしょう。「病院ではお医者さんが妻の身体に触ると、悲鳴を上げていましたが先生のところではおとなしかったですね」そう言われてはじめて気がついたのですが、これも「気」のなせる技なのでしょう。

　手のひらでも治療をしますが、患部には触らないと短時間で怪我からの回復はできません。そこが西洋医学と大きく異なるところです。

　捻挫を短時間に治すのには、腫れを起こさせないことです。もし、あ

ん摩の技術が有ってその場で応急措置で腫れ予防ができれば、治療はほぼ済んだも同然と言えます。

　ニードルキーパーと高麗手指鍼を組み合わせると、たとえ患部に腫れが有ったとしても、2時間の治療内でかなり改善しうまくいけば、腫れは引いてしまうものなのです。

　写真はイオン・ビーム（Ion Beam）と言う機器です。間中喜雄博士が主催していた、鍼灸トポロジー学武会の事務局長、直本さんが「旭物療器研究所」から販売していたものです。

　高麗手指鍼と伝統的な鍼治療さらに、これらの機器

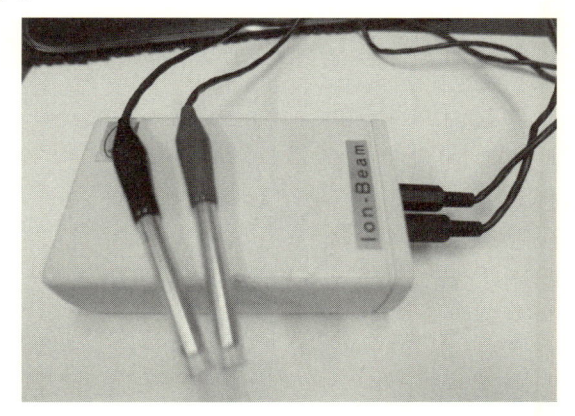

を併用することで捻挫や肉離れは、3週間も安静にする必要ありません。ただしこの機器は現在製造中止になっています。

　捻挫の腫れは「気」の運用をすれば、腫れないと書きましたが、日本古来の技であるあん摩を取り入れることで、日本の運動分野はもっと発展する余地が生じます。

　最も「気」の修行は簡単には行きませんが……。

8.　パニック障害

　昨今増えているパニック障害の治療法です。手のひらと脳の運動野の関連性から、高麗手指鍼が他の鍼治療より効果的と言われています。

　したがって手に鍼を刺すことで短期間に症状を取り除くことは、高麗手指鍼は得意の治療分野でした。手のひら先生が説明してきたように、フェーズ・ワンからスリーまでに分類した、進化とともに現れる脳神経のツボを、効果的効率的に使ってパニック障害も治すことが出来ます。

パニック障害は医学的に原因解明されていません。推測されるような様々な要素が挙げられているだけです。

　強いストレスが脳神経にかかって、神経調節機能が働くなったと言えます。

　そこで治療としてはまず血液循環を図るために、経絡の調整と低下した免疫を高める鍼を刺します。ここまででも手のひら先生スタイルは、独自の高麗手指鍼治療になっています。

　さらに関連の脳神経を正常にする治療です。精神的なストレスに反応するのは扁桃体です。ここのツボ診断をして調整します。扁桃体はフェーズ・ツーにあるので、海馬や不眠が伴えば松果体などのツボ診断を行い治療します。

　私自身が激しい仕事のストレスから脳溢血を発症しました。発症の前は交感神経が異常に高ぶっていたことを記憶しています。当時はこの調節方法がなかったので、結果として病気発症につながったことでした。

　現在では自律神経の交感神経・副交感神経の調整を、治療に組み込んでおります。西洋医学では交感神経の抑制は出来ません。腹式呼吸で副交感神経の活性化を図りバランスを取るのみです。

　繰り返しますが、古代の治療家が神経を見ていたか否かは分かりません。しかし経絡調整の中で十分に調整できると理解していたはずです。現在ならそれをより一層ピンポイントで治療できます。

9. ギックリ腰

　ギックリ腰の原因はストレスです。精神的なストレス肉体的なストレスです。顔を洗おうとしたら腰に来たとか、伸びをしたら腰に来て立ち上がれなくなったなど。大きな負荷がかからなくても、激しい腰痛が起きることがあります。

　手のひら先生スタイルの高麗手指鍼治療では、ほぼ1回の治療で治ることが多いです。

　ギックリ腰は医学的には筋肉疲労の結果と研究されているようですが、

たった1回から多くて数回で完治することを考えると、軽い肉離れと考えて治療を行っています。血流改善に伴うストレス調整ですみます。

10. 脊柱菅狭窄症・坐骨神経痛

　どちらも激しく耐え難い坐骨神経痛を引き起こします。世の中にはたった1回の治療で痛みを消し去ったりする方もいらっしゃるそうです。手のひら先生スタイルの高麗手指鍼治療だと、坐骨神経痛は10回前後の治療回数を重ねないと改善しません。ただしCDと呼んでいる技術を開発してから、坐骨神経痛治療は初回では痛みは変わりませんが、3回目になると痛みが確実に変化します。6回目にははっきりと痛みが消えてきたことを自覚できるようになり、12回程度で痛みは消え去ります。

　脊柱管狭窄症は週2回、3ヶ月が目処になります。

　このルールに当てはまらなかった鉄筋工の患者さんがいました。骨粗鬆症で骨が崩れて、坐骨神経が切れる寸前になっていました。手術は事実上拒否されていました。

　最初の3ヶ月は週3回来られていましたが、5ヶ月目の頃は月1、2回でした。

　半年を過ぎて即職場復帰だったそうです。脊柱管狭窄症の場合は3ヶ月の間、治療を重ねてもほとんど変化がでません。患者さんの根気と信頼感で3ヶ月の治療に通ってもらいます。3ヶ月前後に突然痛みが雲散霧消してしまいます。この突然の出来事には私自身驚くことが多いです。

　フォローの治療継続の必要もありません。そして障害を起こした原因部分からは二度と痛みは起きません。ただ反対側とか近くの場所で障害が起きたら、そこはまた痛みの原因になります。

　坐骨神経痛の痛みがなぜ手のひらで治療できるのでしょうか？

　痛みは危険信号として脳に伝えられるからです。ここが原因でいま血流が悪くなっている、このままだとなにか悪いことが起きる可能性がある。そのような危険信号です。治療で血流が良くなる頃には脳はこの信号は生命に危険を与えるものではないと理解し、そこで痛みを感じなく

て良いというスイッチが入るのです。それが手のひらの中で鎮痛ができる理由です。

サウンド・アキュパンクチャ

　東洋医学には陰陽五行論があります。それを纏められたのが「五臓の色体表（医道の日本社)」で、代田文誌師の労作が有名です。

　木・火・土・金・水はそれぞれ肝臓・心臓・脾臓・肺臓・腎臓が配当されています。方角・四季・感情・色・匂い、などが当てはめられています。匂いや色等は診断に使います。また日本には色の研究から治療する方たちもいます。

　私は誰も試みたことのない、音で治療することを考えました。五臓の音は二千年前にすでに決定されていました。

　角（カク）・徴（チ）・商（ショウ）・宮（キュウ）・羽（ウ）の五音です。これを現代音楽に置き換えると、ミ・ソ・レ・ド・ラに当てはまるそうです。

　私は脳溢血の後遺症にこれを利用できないか研究を続けています。まず身体の考えられる臓器と脳神経すべてのツボの音を探し出しました。

　最初に作成したのが「不眠症対策CD」で、製品化して販売しています。ところで未だ人間はなぜ眠るのか、科学的な解明はされていません。不眠が身体に悪影響を与えることは実験により、科学的に証明はされています。

　10年に1度「睡眠ブーム、不眠ブーム」起きます。ご存知でしょうか？　書店に関連書籍が平積みされます。研究書やなんとか大学の最強の眠り、CD付きの本で睡眠研究の権威監修などが、所狭しと並べられますが、3〜4ヶ月後にはほとんど店頭から消えさってしまいます。

　これが10年おきに繰り返されるのです。忘れた頃にやってくるなんとやらです。なぜこのようなことが繰り返されるのでしょうか？　それは不眠がなぜ起こるのか誰も分かっていないからです。

私は脳をこのように考えます。大型コンピューターではなく、同時に演算処理できる並列コンピューターです。見る・聞く・判断する・考える・感じる・運動命令を出すなどなどを同時にできるのは、このような仕組みがあると考えるからです。

　ここに大きなストレスがかかると、それぞれのコンピューターに大きな負荷がかかってしまします。

「さあ眠ろう」とベッドに横になって、目を閉じて眠ろうとして脳のスイッチを切ったとして、どこかの箇所は異常に興奮してスイッチオフが出来ないでいます。

　2、3時間すると起きてしまうのは、このスイッチオフしていなかった部分が、他の箇所に波及して興奮の波が波及してしまうからです。睡眠が浅いとか途中で起きてしまうのは、これが原因だと考えました。

　不眠対策には各部所の興奮を抑制してしまえば、脳全体が同時に休息に入れることになるはずだと仮定しました。音で鍼治療と同じことを行うので「サウンド・アキュパンクチャ」と商標登録を行いました。その製品第1号が「不眠症対策CD」です。

　販売ページ　http://sound-acu.com
　　　　　　　http://sound-med.com

　現在その他の症状にも効果がないか検証実験中です。

鍼灸講座のお誘い

「手のひら先生スタイルの高麗手指鍼治療法」講座の詳細は、以下のサイトをご覧ください。https://tenohira62.com

応募要項はいままでにない厳格なもので、驚かれることでしょう。受講期間も長く受講費もかかります。

軽く受講しようかなと考えるなら、お金と時間が無駄になります。なにか参考になるかなと考えるなら、従来の鍼治療とは全く異なるので、頭が混乱するだけです。優秀な先生に弟子入りするほうが、遥かに達人になる早道です。病気と向き合いたい方のみ申し込み願います。難しい病気の治療は、精神的、体力的に疲れる上に儲かりません。お断りしておきます。

スカイプを使って面接をいたします。高麗手指鍼は鍼が痛く一般的ではありません。それに高麗手指鍼と伝統的な鍼の併用は難しいでしょう。様々な問題があります。個人で学ぶことも多いので、治療から得られる満足感はあっても、努力ほど金銭的には恵まれないことも覚悟してください。すべての患者さんは自分で鍼を刺さないと、良くすることは出来ないはずです。

面接が終了して受講生となっても、これでは高麗手指鍼を使って手のひら先生にはなれない、そう判断した場合は受講中でも退会して頂く場合があります。

講義を受けて学べば全員できるようになります、理解出来ないことは無いはずです。しかし講座終了後あなたが診る患者さんは、いままでの腰痛、肩こりとは全く違って、他で治らない患者さんが来られます。その時に慌てないで自信をもって、患者さんに寄り添える治療ができるか否かです。そのためには努力出来る姿勢が重要です。

繰り返しますが講座に参加したら、それでリウマチから癌まで、治療できるようにはなりません。本を読んでツボに刺せば誰でも治療できる、そのような治療ではありません。

たゆまぬ自己研鑽が必要です。医学書や生理学の本を読んで、常に努力しないと追いついていかないかも知れませんね。

　しかしすべての講義が終了したなら、あらゆる病気の患者さんが頼ってきても、もう何も心配することは無いはずです。あなたは自信を持って治療できるはずです。

　学歴は関係ありません。最低限鍼灸治療の経験は必要です。資格をとった直後でも、日曜ボランティア治療体験も、申込資格はありません。最低3年は実体験してから申し込み願います。セミナー参加時はみな同じスタートラインですから、そこは何も心配することはありません。誰もリウマチを治したことないでしょ！　がん患者治したことないでしょ！　心配することはありません。1から学び、やがて私を追い越していってください。

著者略歴

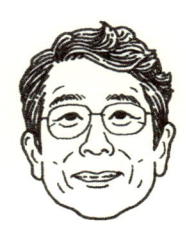

長谷川和正（はせがわ・かずまさ）

1949 年　群馬県生まれ
1954 年より　東京都府中市在住
1967 年　都立国立高校卒業
1972 年　明治大学商学部商学科　卒業
　　　　同年より府中市役所に 24 年間勤務
1993 年　東洋鍼灸専門学校卒業
　　　　鍼灸・あん摩・マッサージ・指圧師等資格取得
1997 年　府中市府中町で開業現在に至る。

高麗手指鍼は金成万先生に日本において習いました。以降独自の研究を重ね現在に至ります。

特許　NO.4117406　手指新治療器具（ニードルキーパー）
商標登録　手のひら先生
　　　　　サウンド・アキュパンクチャ（Soud Acupuncture）

長谷川鍼灸院
住所　〒 183-055 東京都府中市府中町 3 − 9 − 7
ホームページ「手のひら先生のリウマチ相談室」　URL : https://tenohiras.com

手のひら先生の高麗手指鍼療法
こうらいしゅししん

2019 年 11 月 10 日　第 1 刷発行

著　者　長谷川和正
発行人　大杉　剛
発行所　株式会社 風詠社
　　　　〒 553-0001　大阪市福島区海老江 5-2-2
　　　　　　　　　　大拓ビル 5 - 7 階
　　　　Tel 06 （6136） 8657　http://fueisha.com/
発売元　株式会社 星雲社
　　　　〒 112-0005　東京都文京区水道 1-3-30
　　　　Tel 03 （3868） 3275
装幀　2DAY
印刷・製本　シナノ印刷株式会社
©Kazumasa Hasegawa 2019, Printed in Japan.
ISBN978-4-434-26798-7 C3047